回診の極意 「実践回診! 高齢者」

高齢入院患者の回診Hospitalist Vol.5 No.4 付録より

実践回診高齢者

実 [じっ]
褥瘡をつくるのは患者ではなく、あなた!

践 [せん]
せん妄にはならせない! あなたの覚悟が患者を救う。

回 [かい]
介入は常に見直しを! 過ぎたる介入が高齢患者の医療依存を招く。

診 [しん]
真のゴールは共有できていますか?

高 [こ]
転ばぬ先の杖 準備していますか?

齢 [う]
動かすことの合併症を恐れるなかれ! 動かないことの合併症は恐ろしい。

者 [れ]
連携なきところに、高齢患者の回復はない!

[い]
一日の生活機能は、快眠・快食・快便から。

[しゃ]
社会復帰、それが本当のゴールです。

一般成人とは異なる高齢患者の入院診療に、我々はどのような心がけで臨むべきか? 特にどのような点に注意すべきなのか? 急性疾患に加えて、認知機能や褥瘡、栄養状態など、その着目すべき点は多岐にわたる。多職種で共有し「すべてのスタッフで高齢患者を大切に!」の実践を助ける、日々の回診の極意。

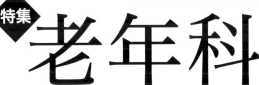

最新号 No.4

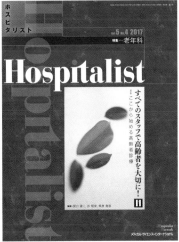

特集 **老年科**

高齢者診療のバイブル!

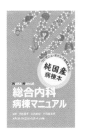

すべてのスタッフで高齢者を大切に!
ここから始める高齢者診療

◆責任編集：関口健二　信州大学医学部附属病院 総合診療科/市立大町総合病院 総合診療科
　　　　　許　智栄　アドベンチストメディカルセンター 家庭医療科
　　　　　筒泉貴彦　愛仁会高槻病院 総合内科

ISBN978-4-89592-952-3　定価：本体4,600円+税

目次　総論：老年医学の考え方, 医療保険制度・介護保険制度, 介護施設・サービス｜高齢者診療の「要」：高齢患者へのアプローチ, 治療指針決定, アドバンス・ケア・プランニング｜急性期各論：Geriatric Failure to Thrive, 褥瘡, ポリファーマシー, 急性尿閉, 不穏・意欲低下・不眠, 認知症, 「食べられない」, 便秘, 転倒, 疼痛ケア｜多職種連携座談会｜退院後のケアと予防：Transition of care, 予防医療

 メディカル・サイエンス・インターナショナル　113-0033 東京都文京区本郷1-28-36　TEL 03-5804-6051　FAX 03-5804-6055　http://www.medsi.co.jp　E-mail info@medsi.co.jp

発刊40周年

ずっと初心。

今日の治療薬
解説と便覧 2018

定価（本体4,600円＋税）1,472頁 B6判
ISBN 978-4-524-24012-8

| 2018年1月発売 |

『今日の治療薬2018』に掲載している薬価は2018年1月時点のものです。
2018年改定の新薬価は掲載しておりません。

南江堂
NANKODO Since1879

〒113-8410 東京都文京区本郷3丁目42番6号
営業 | Tel.03-3811-7239 Fax.03-3811-7230
今日の治療薬 検索 www.chiryoyaku.com

抽選で400名様に　Web読者アンケートに答えてプレゼントキャンペーン実施！
プレゼントキャンペーンは2018年1月開始予定です。　→詳しくは今日の治療薬ポータルで

2018年　年間予約購読受付中

内科総合誌のパイオニア(Vol.106)
診断と治療

月刊　毎月5日発売　2色刷　B5判
通常号定価（本体2,500円＋税）
年間予約購読料　39,285円（税込）
　　　　　　　　（本体36,375円）

通常号12冊・増刊号1冊　計13冊　送料サービス　約3％割引

〈1号特集〉先制医療　予防医療の最前線
〈2号特集〉血管の炎症を俯瞰する
〈3号特集〉糖尿病診療アップデート2018
〈増刊号〉イラスト神経診察
　　　　　―OSCEから難病診断そして神経救急まで
〈4号特集〉腎疾患診療の未来　最新知見のエッセンシャル
〈5号特集〉職場のメンタルヘルス
〈6号特集〉サルコペニアと高齢者疾患（仮）

わが国初の小児科誌(Vol.81)
小児科診療

月刊　毎月15日発売　2色刷　B5判
通常号定価（本体2,700円＋税）
年間予約購読料　49,440円（税込）
　　　　　　　　（本体45,778円）

通常号11冊・特大号1冊・増刊号1冊　計13冊　送料サービス　約3％割引

〈1号特集〉ここまできた小児神経・筋疾患の診断・治療
〈2号特集〉実践！小児漢方　はじめの一手，次の一手
〈3号特集〉退院から生後1か月までの保護者の不安に答える
〈4号特集〉注目すべき国際感染症
〈増刊号〉小児の治療指針
〈5号特集〉研修医必携！これだけは知ってほしい薬の使い方
〈6号特集〉日常診療にひそむ小児リウマチ性疾患

わが国初の産婦人科誌(Vol.85)
産科と婦人科

月刊　毎月20日発売　2色刷　B5判
通常号定価（本体2,800円＋税）
年間予約購読料　43,050円（税込）
　　　　　　　　（本体39,861円）

通常号12冊・増刊号1冊　計13冊　送料サービス　約3％割引

〈1号特集〉胎児心臓をみる―診断から治療へ
〈2号特集〉臨床スキルアップのために―画像診断・病理診断・麻酔手技のポイント
〈3号特集〉生殖医療―知っておきたい最新トピックス
〈4号特集〉産婦人科が知っておきたい女性アスリートのヘルスケア
　　　　　―基礎知識から治療指針まで
〈増刊号〉キャリアアップのための専門医・認定医ガイド
〈5号特集〉エキスパートに聞く合併症妊娠のすべて―妊娠前からのトータルケア
〈6号特集〉婦人科医が注意すべき悪性腫瘍関連疾患の新知識
　　　　　―他科エキスパートに聞く

子どもの保健と育児を支援する雑誌(Vol.21)
チャイルドヘルス

月刊　毎月1日発売　AB判
定価（本体1,500円＋税）
年間予約購読料　18,850円（税込）
　　　　　　　　（本体17,454円）

年12冊　送料サービス　約3％割引

〈1号特集〉外国人のこどもたちを診る・守る～多文化共生時代の小児保健～
〈2号特集〉いま求められる子育て支援
〈3号特集〉乳幼児の受診FAQ
〈4号特集〉これってアレルギー？
〈5号特集〉変貌する子どもの細菌感染症
〈6号特集〉LD（学習障害）を支援する

小児神経学会機関誌(Vol.50)
脳と発達

隔月刊　A4国際判
定価（本体1,500円＋税）
年間予約購読料　9,423円（税込）
　　　　　　　　（本体8,725円）

年6冊　送料サービス　約3％割引

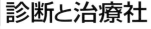

診断と治療社

〒100-0014　東京都千代田区永田町2-14-2山王グランドビル4F
電話　03(3580)2770　FAX　03(3580)2776
http://www.shindan.co.jp/
E-mail:eigyobu@shindan.co.jp

隔月刊誌 『臨床力』を磨く実践医学雑誌
[ジェイメドムック]
jmedmook

偶数月25日発行 [B5判・フルカラー] 定価（本体3,500円＋税）
※バックナンバーも好評発売中！（第1〜4、8、19号は品切中）
前金制年間（6冊）直送料金（本体21,000円＋税）送料小社負担

第48号 あなたも名医！
Phaseで見極める！ 小児と成人の上気道感染症

ほとんどの上気道感染症で抗菌薬はいらない?!

ながたクリニック 院長／感染症倶楽部シリーズ 統括代表
加賀市医療センター 感染制御・抗菌薬適正使用指導顧問　**永田理希**［著］

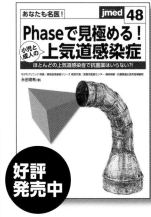

- 一般内科・小児科・耳鼻咽喉科を標榜する診療所の医師が、外来診療で一番多く遭遇する疾患が上気道感染症。特に、小児も成人も分け隔てなく診なくてはならない医師のために、"超お役立ち"の本をつくりました。
- 経口抗菌薬の使い分けなど、いろいろなギモンがこの1冊を読めば一気に解決します。
- 急性中耳炎・急性副鼻腔炎・溶連菌咽頭炎の診断シート／抗菌薬処方選択シートをはじめ、切り離して持ち歩ける便利なおまけシート付き！

268頁　2017年2月刊
ISBN 978-4-7849-6448-2

第41号 あなたも名医！
名医たちの感染症の診かた・考えかた

外来での抗菌薬処方はどうする？

JCHO東京高輪病院感染症内科部長／臨床研修センター長　**岡　秀昭**［編］

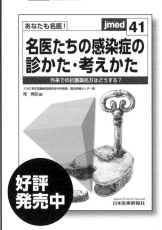

- 外来で感染症の患者さんを診る機会が多いジェネラリストのために、日本感染症界の名医たちが、外来で診る感染症の考えかた・診療のノウハウをわかりやすい切り口で解説！

「風邪、急性咽頭炎、急性中耳炎、急性副鼻腔炎、急性気管支炎、リンパ節炎のほとんどで抗菌薬は不要？」
「抗菌薬処方をガマンしなくてはならないのはどんなとき？」

- 外来で「とりあえず」「念のため」「つい」抗菌薬を処方している医師に贈る、的確な根拠のもとに感染症患者さんに抗菌薬を処方するための指南書です。

248頁　2015年12月刊
ISBN 978-4-7849-6441-3

日本医事新報社
〒101-8718　東京都千代田区神田駿河台2-9

ご注文は
TEL：03-3292-1555
FAX：03-3292-1560
URL：http://www.jmedj.co.jp/

書籍の詳しい情報は小社ホームページをご覧ください。
医事新報　検索

巻頭言

　外来診察室は基本1:1であり「外来研修」というのは非常に難しい。当院当科の外来研修では，まず初期研修医がとにかく独りで初診患者にファーストタッチし，病歴聴取・身体診察まではこなしてもらう。そして，いったん患者を外の待ち合いに出し，研修医もその場を中座し指導医にプレゼンしに戻り，見立てと検査プランを確認・討議するのである。その際，診察室のベッドサイドで，研修医の横で指導医が身体所見を取り直す，といった光景は当科の外来では非常に少ない。時間がないからだ。

　このような外来診療・外来研修風景になってしまう背景には，時間の問題のほかに，新宿という立地の問題があると思う。「さっさと薬が欲しい」「よく体を診察してもらいに来た」という患者よりも，「検査をしてほしい」「病名や症状の原因を突き止めてほしい」といった具合の患者が多い。すると，血液検査や画像検査などを駆使し，診断を詰め切ることが日々の業務になっていく。当科が"ベッドサイド"研修というより，「検査値の読み」「診断までの討議」を重視することになるのは，そうした背景があるからだと思う。

　指導医と研修医がよく話し合い，不器用ながら多少広範囲に検査をオーダーしてでも診断をつけようとして進み，適宜議論を繰り返していくというこのスタイルでずっと診療を継続してきた，我々のかいた汗の結晶が本書である。私のほかに執筆の労を執ってくれたのは，当科の研修プログラムの卒業生である3名で，私と一緒にそうした診療を日々行い，"脳内の共有"を一定期間図ってくれた医師たちである。そのためか，本書を通読しても，この本が分担執筆であることをさほど感じさせない。

　本書は「マニュアル本」ではないため，通常は外来診察室の本棚に置かれない体ではあるが，もし読んで下さった先生方が「これは置いておこう」という気になったのなら，編著者としての企みは成功したことになる。

国立国際医療研究センター病院 総合診療科　國松淳和

CONTENTS

外来でよく診るかぜ以外のウイルス性疾患
自らウイルス性疾患の診療を実践するために

jmedmook 54
2018年2月

1章　総論——"かぜ"の次を考える

	1章を読む前に	國松淳和	1
1	まず，よくある"かぜ"を正しく診ることから始めよう	國松淳和	2
2	かぜ診療における血液検査の閾値について考える	國松淳和	6
3	NCGM-GIM方式（国立国際医療研究センター総合内科方式）——血液検査結果を使っての絞り込み	國松淳和	10
4	「発熱＋皮疹」の考え方	國松淳和	17

2章　怒濤の各論構築——ウイルス感染症とその鑑別

	2章を読む前に	國松淳和	21
A	**ウイルス感染症**		
1	EBウイルス	佐藤達哉	22
2	サイトメガロウイルス	金久恵理子	28
3	ヒト免疫不全ウイルス	佐藤達哉	34
4	B型肝炎ウイルス	佐藤達哉	40
5	ヒトパルボウイルスB19	金久恵理子	46
6	風疹ウイルス	金久恵理子	52
7	麻疹ウイルス	金久恵理子	58
8	デングウイルス	佐藤達哉	65

B	薬疹		
	1 薬疹のoverviewとウイルス性発疹症との鑑別について	國松淳和	72
	2 典型薬疹	國松淳和	79
	3 重症薬疹・特殊型薬疹	國松淳和	83
C	ウイルス感染症ではないが鑑別対象となるもの		
	1 菊池病	藤江 聡	89
	2 全身性エリテマトーデス	國松淳和	94
	3 ツツガムシ病	國松淳和	102

3章 Caseで学ぶ発熱と「プラスα」の鑑別診断Basic
――ここまでのおさらいと臨床応用

	3章を読む前に	國松淳和	109
Case 1	45歳, 男性――発熱+肝機能障害	國松淳和	110
Case 2	26歳, 女性――発熱+白血球減少	藤江 聡	115
Case 3	15歳, 男性――発熱+血小板減少	佐藤達哉	123
Case 4	22歳, 女性――発熱+リンパ節腫脹	國松淳和	129
Case 5	34歳, 男性――発熱+皮疹	金久恵理子	137
Case 6	33歳, 男性――発熱+関節痛	國松淳和	144

索引　149

■ **執筆者一覧**（掲載順，所属は執筆時のもの）

國松淳和　国立国際医療研究センター病院　総合診療科

佐藤達哉　東京逓信病院　神経内科

金久恵理子　横浜市立みなと赤十字病院　腎臓内科

藤江　聡　国立国際医療研究センター病院　総合診療科

1章　総論——"かぜ"の次を考える

1章を読む前に

　のっけからずばり言ってしまおう。本書のメインは「第2章以降」である。極論すれば，どんなウイルス感染症であっても症状が遷延せずに数日～1週で改善してしまえば特に問題にならない。すぐ治ってしまうのなら，正直どんなウイルスが原因であったとしてもどうでもよいことであろう。

　第1章では最初に「"かぜ"を診ることができているか？」ということに触れた。"かぜ"を素早く，的確にさばくことができて初めて，遷延する発熱に対して時間や思考の余力を捻出できる。「外来」をテーマにしている以上，時間の軸やタイムマネジメントは無視できない。長考する余裕はない。

　次に，「"かぜ"なのか？ いや，"かぜ"ではないかも」と考えるフェーズに差しかかったときに問題になる「血液検査をするか，しないか」について述べた。外来診療における永遠のテーマかもしれないが，あえて具体的に当科（NCGM-GIM）の指針の一端を提示した。

　さらにフェーズを進めて，熱やそれに関する症状が遷延するなどして血液検査が必要と考えられ，いざ血液検査を実施した後の話にも触れた。NCGM-GIMで実践している血算，肝機能の異常に注目した区分け法（クラスター分類）を中心に解説している。これは「鑑別法」というより粗っぽいグループ分けで，鑑別の方向性を決める，あるいは病態鑑別の着想を得るためのものと思ってよい。もちろん診察のポイントや鑑別点についても述べた。

　そして最後は，外来で発熱を診療するにあたって無視できない「発熱＋皮疹」の考え方の総論について述べた。これに関してはやや具体的な鑑別点などについても触れ，あまり総論に偏りすぎないようにした。

　第1章は「オードブル」であるが，オードブル自体を楽しんでもよいし，メインを待ち遠しいと思いつつ適当に流し読みするのでもかまわない。ただ，他書にはない記述を心がけたので，一度は通読して頂ければ幸いである。

——國松淳和

1 まず，よくある"かぜ"を正しく診ることから始めよう

POINT
- 「こういうのが"かぜ"だ」ではなく，「こういうのは"かぜ"ではない」と考えるのが，かぜ診療のコツ。
- 「咳のみ」を"かぜ"と診断しない。
- 「咽頭痛のみ」を"かぜ"と診断しない。
- 「熱のみ」を"かぜ"と診断しない。
- 「鼻汁のみ」を"かぜ"と診断しない。

1 はじめに

- "かぜ"に関しては，既に良書がある。さっそくだが，その一部を紹介する。
  - 山本舜悟, 他：かぜ診療マニュアル 第2版. 日本医事新報社, 2017.
  - 岸田直樹：誰も教えてくれなかった「風邪」の診かた. 医学書院, 2012.

- どちらの書籍も10年，20年前に著されたものではない。なぜ，いま"かぜ"なのか。それは，これまでのかぜ診療に対する反省・見直しから来ているのだと思う。つまり，"かぜ"の外来診療における抗菌薬の明らかな不適切使用が根底にある。"かぜ"の診療が適正化すれば，抗菌薬を処方する機会が激減することは必至である。

- 一方，かぜ診療について，世の中にはいわゆる「我流」が横行している。筆者自身，大学で"かぜ"の診療について教わった記憶はないし，研修医のときに先輩医師からテキストを勧められたこともない。しかし今日ならば，紹介したような良著がある。このどちらかを丁寧に読めば，"かぜ"における包括的な考え方が身につくはずである。

- 本書の主眼は"かぜ"そのものにはなく，かぜの診療をしていて手詰まりとなった場合の次のフェーズにあり，その中でも特にウイルス性疾患を取り上げるものである。ただ，それらを論ずる前に，"かぜ"について知っておかなくてはならない。かぜ診療における包括的な原則については他書にゆずるが，本書でも筆者なりに，かぜ症状に対するアプローチ法について以下に述べる。

2　かぜ症状へのアプローチ

- 筆者が他の医師にかぜ診療のコツとして伝えている手法がある。それは，「こういうのが"かぜ"だ」ではなく，「こういうのは"かぜ"ではない」と考える手法である。最も有効な方法は，「○○のみ（○○は"かぜ"に関連する症状）」を"かぜ"としないことである。
- そもそも"かぜ"とは，「対症療法以外には治療法がなく，対症療法だけで治ってしまう上気道の感染症に由来する諸症状」のことを言う。よって，この定義に従えば，理論上初診時には"かぜ"を確定診断することはできない。初診時にわかるのは「"かぜ"らしさ」だけである。
- さて，この「"かぜ"らしさ」を高めるには，大きい間違いをしないということが大切である。"かぜ"は複数の症状を併せ持った症候群であるから当たり前であるが，併せ持ったものでなければ"かぜ"と診断してはいけない。そこで，以下のように考えていく。

「咳のみ」を"かぜ"と診断しない

- 明らかに咳がメインであるとき，これを"かぜ"としてはならない。心不全，気管支喘息，逆流性食道炎といった非感染性の病態もあれば，感染症であっても百日咳や結核などが隠されていることがある。決して"かぜ"と即断できる主訴ではない。
- 「発熱あるいは喀痰の症状が目立たない市中肺炎」かもしれない。病歴から病初期にウイルス性の"かぜ"（以下，ウイルスかぜと呼ぶ）と言うことができそうな場合を除けば，胸部X線撮影を行うなど，咳自体の鑑別を行ったほうがよい。「咳と発熱」という組み合わせも注意を要する症候であり，"かぜ"と即断せず，まずは肺炎などを考える。

「咽頭痛のみ」を"かぜ"と診断しない

- 明らかに咽頭痛がメインであるとき，急性ならば心筋梗塞や大動脈解離を見逃したくない。経過が長いなら，咽喉頭領域の悪性疾患，食道癌や逆流性食道炎や食道カンジダなどの食道疾患を意識するかもしれない。「咽頭痛＋発熱」のみであっても，咽頭の観察で正常であれば"かぜ"と即断できない。亜急性甲状腺炎などがありうる。

「熱のみ」を"かぜ"と診断しない

- 熱がメインの症状であるとき，これが初期症状であっても"かぜ"としてはならない。1～2週くらいの経過でも，熱のみならば"かぜ"としてはならない。

- ウイルスかぜであれば，病初期の数日が熱のみであったとしても早晩，咳，咽頭痛，鼻汁といった諸症状が出現してくるはずである。ウイルスかぜは，発熱と咽頭痛が同時に発症することが多く，あくまで熱のみで経過した場合は菌血症なども考慮しなくてはならない。流行期であればインフルエンザも考慮してよいが，すぐインフルエンザと判断しようとするのは拙速である。
- "かぜ"の諸症状を併せ持たなければ菌血症を考慮し，本来は血液培養の実施を検討したいところである。血液培養の敷居が高い医療機関では，通常の一般的な血液検査を実施してもよいだろう。
- いずれにせよ，「熱のみ」で来た患者には，慎重な問診と経過観察が望まれる。

「鼻汁のみ」を"かぜ"と診断しない

- まず，鼻汁が膿性鼻汁か漿液性鼻汁かを，問診で区別するようにしておく。
- 鼻汁に関しては「明らかに漿液性」「明らかに膿性」というのが問診でわかりやすい上に，ある程度信用するに足る。喀痰は口から出るものであるが，鼻汁液は鼻から出る。ただしその逆は必ずしも成り立たない。つまり，口から出るものがすべて喀痰とは限らないし，痰があっても口から出ないこともある。

> **Tips 1** ▶ 咳嗽における「痰の有無」「痰の色」を筆者はあまり重視しすぎないようにしている。排痰が乏しい肺炎もあるし，単なる"かぜ"でも黄色混濁のいわゆる汚い痰になることもある。また，乾性咳嗽でみていて，胸部異常影も明らかでなく喘息の仮診断としていた患者が，気管支・喉頭結核だったこともあるし，再発性多発軟骨炎だったこともある。

- その点鼻汁は，あれば普通は症状として感じることができる。「サラサラして，水みたいに垂れてくるような鼻水が出ますか？」と聞いてyesであれば漿液性鼻汁であり，急性に反応して生じた鼻炎の可能性が高い。
- 膿性鼻汁は，まず頻度がそう高くはない。混濁しているが，色調が不均一で緑色調やクリーム色になることも，血液が混じって赤褐色・茶褐色調になることもある。急性副鼻腔炎であることが多い。
- 「漿液性鼻汁のみ」であれば，感染症よりもアレルギー疾患である可能性が高く，重大疾患である可能性は低い。また，"かぜ"の諸症状の中に漿液性鼻汁が含まれていれば高率に"かぜ"である。

■筆者の考え方を以下にまとめてみよう。

A　発熱+咽頭痛+漿液性鼻汁
　　　　vs
B　発熱+咽頭痛

AとBでは，断然Aのほうが"かぜ"らしい。

C　発熱
　　　　vs
D　発熱+倦怠感+咽頭痛+漿液性鼻汁

CとDの比較では，Dのほうが症状が多く，みかたによっては症状は重いかもしれないが，Dのほうがより"かぜ"らしい。

E　発熱+咳
　　　　vs
F　発熱+咳+漿液性鼻汁

EとFの差も大きい。Eは，筆者なら「下気道の炎症に限局しているかもしれない」と考える。しかしFなら，上気道と下気道の両方で同時に炎症を起こさせる疾患は，ウイルス性疾患くらいしかないと極論することもできる。逆に「上気道だけ」，たとえば「発熱と咽頭痛のみで，咳なし」という状況では，溶連菌などの細菌性急性咽頭炎を思わせる。「上気道に感染が限局しているかもしれない」と考えるのである。

まとめ

▶ここで強調して述べたいのは，「何か特定のかぜ症状1個だけでは安心できない，むしろ怖いかもしれない，と思うこと」である。熱も咳も喉も鼻も，というようにむしろたくさん症候があるほうが「ああ，ウイルスかぜかもしれない！」と，担当医はかえって安心できる。

――― 必読！ ―――

Tips 2　「抗微生物薬適正使用の手引き」について

▶2017年6月，厚生科学審議会感染症部会薬剤耐性（AMR）に関する小委員会が策定した，「抗微生物薬適正使用の手引き」（第1版）が利用できるようになった。検索サイトで「抗微生物薬適正使用の手引き」と検索すればpdfファイルにアクセスできるはずである。

▶この手引きは，「急性気道感染症や急性下痢症に対する外来診療での考え方」の基盤となるもので，第1版の時点でもそのクオリティは高い。

國松淳和

2 かぜ診療における血液検査の閾値について考える

POINT
- "かぜ"と思ってみている場合，どういうときに採血（血液検査）に進んだほうがよいかはケースバイケース。
- 上気道症状が現れることなく，1週間熱のみが続いている場合は血液検査を実施！
- 典型的なウイルスかぜの自然歴で，元気であれば血液検査は不要。

1 はじめに

- 本項で議論するのは，要は，"かぜ"と思ってみているとき，どういう場合に血液検査に進んだほうがよいかである。
- 筆者は「"かぜ"だと思って対応してきましたが，熱が下がらないので」といった紹介を受ける。しかし，その紹介に至る前に血液検査を行っているかについては，紹介元によってまちまちである。クリニック・診療所でも，血液検査が実施されていることが多い。
- 一方で，血液検査をそもそもすべきなのか，また異常値をみたときにどう考えたらよいか，などについて一定の見解はない。それに対する明快な回答はないが，本項では具体的な場合分けをしてみることにする。

2 血液検査をする場合・しない場合──どう考える？

シナリオ1 上気道症状が現れることなく，熱のみが1週間続いている

➡血液検査をするほうがよい！

- あえて状況，セッティングを限定しないが，「上気道症状もないのに発熱が1週間以上持続している」ことが筆者の考える「採血（血液検査）実施のカットオフライン」である。
- もちろん，1週間未満でも重症患者あるいはシリアスな疾患であることはあるだろう。そうではなく，鼻炎・咽頭痛といった上気道症状もないのに発熱が持続しているときに1週間以上血液検査もせずに様子をみることはできないであろう。

シナリオ2 最初の数日間は咽頭痛や鼻汁を伴うかぜ症状が続き，その後咳だけ続いて1週間経っている

➡ 全身状態がよければ血液検査は不要

- これは典型的なウイルスかぜの自然歴をみているので，元気であれば血液検査は不要と考える。ただし，シリアスでないからという理由でぞんざいに対処してよいわけではない。患者は「咳がつらい」というQOL低下に苦しんでいる。

シナリオ3 典型的なウイルスかぜの経過で1週間ほど経ち，良くなりそうなところへ膿性鼻汁の増悪と再度の発熱

➡ 血液検査は不要だが，ウイルスかぜではないかもしれない

- これは典型的な急性副鼻腔炎の経過である。しかし，これ自体もコモンディジーズであり，"かぜ"として取り立ててイレギュラーな経過とも言えない。免疫正常者，基礎疾患や鼻腔に複雑性がない限り，急性副鼻腔炎治療の第一選択は「対症療法」である。抗菌薬ではない。
- しかし筆者の経験では，こうした副鼻腔炎は得てして軽症で，ウイルス性か細菌性か判然としないことも多いため，「抗菌薬を処方しない」ことが英断ではないことも多い。細菌性であろうというときは妊婦であるなど何か背景があることが多く，抗菌薬を要することも多い。

シナリオ4 5日間ほど高熱と頭痛が続き，その後腹痛と下痢も発症

➡ 全身状態がよいなら血液検査は不要だが……

- カンピロバクター腸炎などの可能性がある。食歴聴取は一般に難易度が高く，1回目の問診を信用してはならない。カンピロバクター腸炎の臨床的特徴で押さえておくべきなのは，腸管外症状である。細菌性腸炎であるにもかかわらず，潜伏期とはまた別に，有症期の初期（多くが数日間）に下痢や腹痛といった消化器症状を伴わないことがある。熱と頭痛だけ，場合によっては頭痛が非常に強く，髄膜炎とされることもある。
- カンピロバクター腸炎は免疫不全者等でなければ，通常は抗菌薬の適応はなく対症療法のみであるから，見逃したとしてもさほど重大な事態にはならない。しかし「食中毒」として一般人にも認識されるほどのコモンディジーズであり，このシナリオは知っておいてよいパターンである。

シナリオ5 意識障害を呈してきた

➡ 状況によらず普通は"かぜ"としない──血液検査は必要

- セッティングや状況が不明瞭と言われるかもしれないが，意識障害がある場合"かぜ"とすべきではない。「血液検査をするか，しないか」で言えばする必要があるだろう。

総合病院，高次医療機関に搬送してもよい。髄膜炎，脳卒中といった想起しやすい中枢性要因のみを考慮して言っているのではない。著しい高血糖や，医療機関の受診歴が長期間なく実は高度の腎不全，菌血症であったなど，重症かつ幅広い鑑別疾患が挙がってしまう状況だからである。

- 若年者でも油断できない。筆者も典型的なウイルス性腸炎としてみていた免疫正常の若年者が，軽度の意識障害を呈してきて，Streptococcus pyogenes の敗血症であったという経験をしたことがある（振り返ればショックバイタルだったのだが）。

シナリオ 6　周囲でインフルエンザが流行しており，1，2日前から咽頭痛と漿液性鼻汁と微熱，今朝から咳と痰も出てきた

➡ 血液検査は不要

- 典型的なウイルスかぜであり，血液検査は不要である。
- 必要に応じてインフルエンザの治療を実施するかもしれない。

シナリオ 7　40歳女性の突然の嘔吐

基礎疾患なし。夕方から悪寒と倦怠感があり早めに就寝したが，夜間に突然嘔吐。嘔吐は頻回で水様の下痢も出現し，明け方までトイレを往復していた。少し眠ったが起床後も悪心があり1回嘔吐，下痢もした。食事や飲水をしても戻してしまいそうで，受診。数日前，子どもがノロウイルス腸炎と診断されていた。子どもは学校で流行している最中に罹った。

➡ 血液検査は不要

- 典型的なノロウイルス感染症の経過であり，血液検査は不要である。嘔吐はQOLを著しく下げる症状であり，日頃健康な者が頻回の嘔吐に見舞われたときの精神的ダメージは非常に大きい。フィジカルだけではなく，メンタルもケアしたほうがよい。

シナリオ 8　82歳女性，問診があてにならないケース

65歳時にクモ膜下出血を発症して以来，全介助状態で在宅療養中。食事は経口。嚥下性肺炎を起こしたことはない。意思疎通は不可。2，3日前から発熱がみられ，食事摂取不良となった。酸素飽和度は97％で若干の呼吸促迫と頻脈がある。意識は，家人によれば少しボーっとしているかもしれないとのこと。介護者（家族，ヘルパー）で"かぜ"を引いている者はいない。降圧薬など，数種の薬剤を処方してもらうために4週に一度，近くのクリニックに通院している。

➡ 血液検査より血液培養が必要

- 介護者がおり，定期通院中でもあり，いきなり非感染性の熱性疾患が発症するとは考えにくい。ここは感染症から考える。ウイルスかぜの診断は患者本人からの病歴聴取

によるところが大きく，本例のように問診があてにならない場合はすぐに"かぜ"を診断することは難しい。高齢者の診療は難易度が高く，意思疎通ができない場合にはなおさらである。
- 本症例は，「本当は"かぜ"かもしれないが，深刻な疾患から考えてもよい例外的な状況」のサンプルとして挙げた。菌血症を伴う腎盂腎炎・敗血症の初期症状であってもまったくおかしくないケースである。

まとめ

▶ 以上，8つのショートシナリオを挙げて説明した。血液検査実施の可否を決める明確な線引きはない。単なる"かぜ"と即断せずに，もう少し踏み込んで「"かぜ"でなかったら何だろう？」と思案してみることが重要である。

▶ "かぜ"は，医師側は軽症とみていても，患者側はQOLをひどく害しており，それがつらくて心配で受診してくる。逆に，医師側が「"かぜ"じゃないかもしれない」と心配になっても，患者側は「血液検査なんかイヤだ〜。さっさと薬が欲しい！」と考えているときもある。かぜ診療における血液検査は，「どのような人において」「どのような理由で」「どの程度」検査するべきかを勘案せねばならず，一様に決められない点が難しい。

—— 國松淳和

3 NCGM-GIM方式（国立国際医療研究センター総合内科方式）──血液検査結果を使っての絞り込み

> **POINT**
> ▶「典型的な"かぜ"以外のよくあるウイルス感染症」の鑑別には，①年齢/性別，②問診（病歴），③肝障害の有無，④血算の4つを把握する。
> ▶血液検査で肝障害が判明した場合と，血算異常をみた場合とで分けてウイルス種を考える。

1 はじめに

- まず先に述べておくことがある。血液検査だけで診断がつくほど話は簡単ではないということである。
- 外来診療というセッティングに限れば，そもそも確定診断できること自体，めずらしい。外来では，血液検査よりも病歴聴取・身体診察がまず重視されるべきであるが，血液検査の結果によって混乱しないのであれば，これはかなり強力な情報となりうる。
- 「典型的な"かぜ"以外のよくあるウイルス感染症」を考えるにあたっては，"かぜ"の診療をしていて手詰まりとなった次のフェーズに注目しなくてはならない。「"かぜ"としてみていたがよくならず，とりあえず血液検査をしてみた」というシチュエーションを想像して読み進めて頂きたい。

2 年齢/性別，病歴，肝障害の有無，血算の4つを把握

- 「典型的な"かぜ"以外のよくあるウイルス感染症」を鑑別するために重要なのは，①年齢/性別，②問診（病歴），③肝障害の有無，④血算の4つについて把握することである。これら4つの組み合わせを考えることによって病態を絞ることができる。

年齢/性別

- 実は細かくとらえる必要はなく，エプスタイン・バールウイルス（EBV）の初感染によって生じる伝染性単核球症（EBV-IM）は15〜25歳あたりで高頻度となることを押さえておく。もちろん中高年発症（その年齢で初感染ということ）もありうるが，患者の年齢が思春期年齢帯に近い場合，その情報はかなり重視できる。ウイルス疾患

- ではないが，菊池病もこの年齢帯に多い。
- 最も年齢が役立たないのは薬剤の副作用だろう。
- ツツガムシ病も本来年齢は関係ないが，都心から離れたところでの屋外活動が要因となるので，たとえば農作業をするような中高年にやや多い。デング熱も，蚊の媒介によるのでやはり本来年齢は関係ないが，海外・屋外での活動が少ない高齢者では罹患の機会が少ないだろう。
- ヒト免疫不全ウイルス(HIV)感染は，sexually active(＝性交渉の機会があること)と言える若年～中年に多いが，診断を絞れるほど年齢帯の幅は狭くない。ただし，本邦では男性に多いということは情報になる。
- 逆に全身性エリテマトーデス(SLE)は若年の女性に多い。
- ヒトパルボウイルスも成人なら若年に多いという理解でよいが，それは小さな子どもとの接触の機会が多いからとも言える。
- サイトメガロウイルス(CMV)は，おおよそ40歳代で20％，50歳代でも10％が未感染であるととらえておくとよい。すなわち，30歳代以下の若年者の感染が比較的多いが，中年でもみられる。
- B型肝炎ウイルス(HBV)感染も，性交渉によることが多いためsexually activeな年齢帯かどうかは参考になるものの，感染力が非常に強いため，あまり年齢を参考にしなくてよいかもしれない。

問診(病歴)

- 性交渉歴，渡航歴，感染症の流行状況，シックコンタクト，生活社会歴などが重要になる。できれば皮疹の有無と，皮疹があった場合にはその発症様式や分布，性状なども確認する。
- 性交渉歴は，性交渉の頻度，パートナーの数や性別などを尋ねる。HIVやHBV感染を疑う契機となる。感染症の流行状況やシックコンタクトの問診はヒトパルボウイルスB19感染症を推定する参考になるかもしれない。季節や山間部などでの活動歴を知れば，ツツガムシ病が推定できるかもしれない。

肝障害の有無

- AST，ALT，ALP，γ-GTPが軒並み上昇するパターンをとっているかどうか。ウイルス感染症に伴う肝炎では，ALPやγ-GTPの上昇をしばしば伴い，胆嚢炎・胆管炎の否定に時間が費やされて他疾患の認識が遅れることがある。
- 薬剤性の場合は重症でなければトランスアミナーゼ(AST，ALT)のみが上がることが多い。HIVは初感染において肝炎は必発ではないものの，ままみられる。ヒトパルボウイルスは肝障害の頻度は低い。菊池病は，原則それ単独で肝障害はきたさない

疾患である。ツツガムシ病においては肝障害はコモンである。

血算

- 白血球の総数，リンパ球数，異型リンパ球の有無とパーセンテージ，血小板減少の有無，貧血の有無をみる。白血球総数が上昇することはウイルス感染症では少ない。
- EBV-IMでは例外的に上昇することが多い。これは，異型リンパ球を含め，リンパ球の絶対数が増加するからである。この現象自体，他のウイルス種・病態ではあまりみないので鑑別点になる（CMV感染は，"軽いEBV-IM"という理解も成り立ち，白血球の総数や異型リンパ球の上昇が時にありうる）。
- 貧血に関しては，可能なら網状赤血球やLDHもチェックして破壊亢進なのか造血低下なのかを把握するとよい。また白血病の可能性をみるため，芽球の有無については忘れずに検討しておく。溶血亢進など血球破壊が示唆され，また血球減少に進行性がみられるときは，病因によらず血球貪食症候群／血球貪食性リンパ組織球症 (hemophagocytic syndrome/hemophagocytic lymphohistiocytosis；HPS/HLH) を疑うべきである。
- 繰り返すようだが，病因を言い当てることが最優先ではなく，症候群・病態としてとらえ，警戒する根拠とすることが主眼である。血小板減少を呈するウイルス感染症は，HPS/HLHを合併しない限り頻度はそう高くはない。デング熱は時に顕著な血小板減少をきたすのが特徴である。

3 血液検査で肝障害と血算異常がみられた場合の病態の鑑別点

- 血液検査で肝障害と血算異常がみられた場合，それぞれの病態の鑑別点について解説する。

肝障害型（表1）

- 血液検査で肝障害が判明したとき，**表1**（縦太線より左）のようなウイルス種が考慮されることが多い。

EBV

- EBV-IMは中等度以上の肝炎をほぼ必発とし，末梢血ではリンパ球数著増に伴って異型リンパ球が多数出現し，トータルでは白血球総数が上昇する。このパターンをみたらEBV-IMを疑う（リンパ球増多が著しい場合でも肝炎がmildならばむしろCMV初感染を考えてもよいかもしれない）。
- 身体診察では，頸部リンパ節腫脹と肝脾腫の有無をみる。扁桃腫大と白苔付着をみることもある。頸部リンパ節は，側頸部のみならず後頸部も累々と腫大することが多い。

表1 肝障害をみたとき──各種病態同士の鑑別点と次に行うべき検査

	EBV	CMV	HIV	HBV	薬剤性	ツツガムシ病
病歴	─	─	性交渉歴	性交渉歴	薬剤歴	野外活動, 季節, 地域
年齢/性別	15〜25歳が多い	20〜30歳代が多い	男性に多い	─	─	─
白血球数	増加する	─	まちまち	─	─	減少し増加に転ずる
リンパ球数	↑↑	↑	↓	─	─	↗
次に行うべき検査	EBNA抗体 VCA-IgM抗体	CMV-IgM抗体 CMV-IgG抗体	HIVスクリーニング	HBs抗原 HBs抗体	薬剤歴	ペア血清 IgM/IgG抗体 (各衛生研究所へ相談)

※うすだいだい色部分は,あれば有力となる情報.
※ハイフンは,鑑別上特に有用とはならないことを示す.

肝臓・脾臓は身体診察で絶対的な計測をすることは難しいが,大きさを問題視するのではなく,呼吸をうまくさせて伸展痛をみるとよい."突っ張らせた"状態で疼痛が誘発されるかをみる.

- 検査としては,EBNA抗体陰性,VCA-IgM抗体陽性を確認する.

CMV

- CMV初感染の症状の程度は幅広いが,総じてEBV-IMよりもmildである.年齢や病像で特異的な絞り込みは難しいが,否定できないと考えるときは血清抗体(IgMなど)を提出するしかない.現実的には,EBV-IMを疑ったときにはCMV初感染も考慮することになる.

HIV

- HIVは,同性間で性交渉のある男性のすべての症状で考慮するが,急性感染に伴う諸症候はバリエーションが多い.EBV-IM様の病像をとることも多い.無菌性髄膜炎やHPS/HLHを合併することもある.体重減少や非特異的な皮疹を併発することも多い.性感染症という視点でみれば,他の感染症との共感染があり臨床的にも複合的な表現型となることがある.具体的には,梅毒,HBV,クラミジア,淋菌などである.

HBV

- HBVの初感染後の急性症候としては,普通肝炎をきたすが,HIV初感染の裏に隠れて判明することもある.馴染みのあるウイルスであり,想起し検査することは容易と思われるが,HIVなど他の性交渉関連の病原体も忘れてはならない.

薬剤性

- 非ウイルス性(**表1**,縦太線より右)では,日常診療においては薬剤性肝障害の頻度が高いと思われる.当たり前だが,どの病態・感染症にも合併しうるので時に状況が複

雑化する。アセトアミノフェン，NSAIDs，抗菌薬などが候補になることが多い。中止して改善するという経過を，他の条件を変えずに確認できたときに確定できるが，現実的には困難なことが多く，推測にとどまることが多い。

ツツガムシ病

- ツツガムシ病は，地域によっては多いが，地域によっては少なく，都心部などではまったく考慮されない。臨床的にはウイルス疾患とも非常に類似するため参考までに記述するが，「肝障害の鑑別」という問題で来ることはまずないので安心してよい。むしろ，皮疹を伴う急性の感染症と思われる経過で，血液培養や各種の検査においても病原体がすぐ推定できないときには考慮する。検査よりも病歴聴取が重要である。農作業や野山の散策，不慣れな者による屋外活動などの病歴，全国的に流行しているとされるタテツツガムシの活動時期（秋〜晩秋，11月頃）であるか，ダニの刺し口（痂皮）の有無，などといった情報が重視される。

血算異常型（表2）

- 血液検査で血算異常をみたとき，表2（縦太線より左）のようなウイルス種が考慮されることが多い。

表2　血算異常をみたとき── 各種病態同士の鑑別点と次に行うべきこと

	EBV	HIV	パルボウイルス	デングウイルス	SLE	菊池病	ツツガムシ病
白血球数	増加する	−	減少あるいは正常	↓	↓	↓	ありうる
血小板数	−	−	減少あるいは正常	↓↓	↓	正常	↓
ヘモグロビン	−	−	減少することがある	−	減少することがある	低下しない	−
肝障害	必発かつ高度	頻度は高い	必発ではない	必発ではない	必発ではない	なし	頻度は高い
病歴	−	男性同性間性交渉など	流行状況，シックコンタクト	渡航歴	リウマチ膠原病の家族歴	頸部リンパ節炎	野外活動，季節，地域
年齢/性別	思春期〜若年	男性に多い	若年に多い	−	若年の女性に多い	若年に多い	−
次に行うべきこと（検査等）	EBNA抗体 VCA-IgM抗体	HIVスクリーニング	IgM抗体	抗原定性	抗核抗体	他疾患の除外	治療開始

※うすだいだい色部分は，あれば有力となる情報。
※ハイフンは，鑑別上特に有用とはならないことを示す。

EBV

- 繰り返すが，EBV-IMにおいて白血球数（リンパ球数）が増加することはやや特異的である。というのも，ウイルス感染症ではどちらかというと白血球は減少するウイル

HIV
- HIVの急性感染は，病像が幅広くあまり際立った特徴や鑑別点はない。血液検査結果から絞り込むのは困難であるが，リンパ球は減少していることが多い。血算よりも問診が重要と言える。

ヒトパルボウイルスB19
- ヒトパルボウイルスB19感染症は受診時，血球3系統においてそれぞれ「減少」がありうるのでここに記述するが，血球減少以外の症状や所見で特異的に絞り込めることが多い。各論は次章にゆずるが，幼児に好発するのは当然として，学童・学生やその親世代にも罹患が及ぶと考えるとよい。
- 貧血に関して，典型的にはもともと溶血性貧血を持っている患者に感染すると，二次性に赤芽球癆を発症することがある。赤芽球癆は，正球性正色素性貧血と網状赤血球数および骨髄赤芽球の著減を特徴とする造血器疾患症候群と説明できるが，パルボウイルス感染に伴う場合は，溶血性貧血に伴う骨髄無形成クリーゼを発症したと考えたほうが理解しやすい。

デングウイルス
- デング熱も顕著な血小板減少が特徴的ではあるものの，デング熱全体の臨床病像からすれば，診断のよりどころは渡航歴や現地での行動歴，デング熱を示唆する皮疹などから類推することが自然である。すなわち，血小板減少はその全体像を構成する1ピースにすぎない。ときにhemophagocyticな反応をみせ，相対的に白血球数の減少やフェリチンの上昇をみることはある。

SLE
- 非ウイルス性疾患（**表2**，縦太線より右）では，SLEも発症時に自己免疫性血小板減少症がみられ，時に血小板減少症の鑑別として疑われることはある。またリンパ球は減少する（増加はしない）。

菊池病
- 菊池病では白血球数が低下することが多いが，リンパ球数はさほど低下しない。異型リンパ球の出現頻度は高いが，末梢血中に占めるパーセンテージは高くない（むしろ1～3%と低い）。菊池病もHPS/HLHを伴うことがあり，時に顕著な白血球減少をみることがあるが，その際はリンパ節腫脹と併せて悪性リンパ腫が疑われることが多い。

ツツガムシ病
- ツツガムシ病ではCRPなど炎症反応の上昇を伴うが，それは慢性炎症ではないため血小板上昇はみられず，反対に減少をみることのほうが多い。白血球に関しては，病初期にはリンパ球数の値は下がり，その後白血球数が上昇に転ずることが多い。これを正確に見届けられる機会は少ないが，白血球の数値がどのような値であっても否定

できないとも言える．ツツガムシ病の場合は，むしろ血小板減少の頻度が高いと認識しておくほうがよい．

まとめ

▶NCGM-GIM（国立国際医療研究センター総合内科）の外来診療では，研修医教育のため，受診患者へのファーストタッチは主に研修医（医師免許取得後1〜5年目）が行っている．指導医・上級医は同席しない．研修医はどうしても身体診察の技術がまだ十分でないので，その不足を補うため，検査を組み合わせて総合的に判断する機会が多くなる．そこで，血液検査結果に病歴・身体所見・画像検査を加味して総合的に突き合わせることにより，一例一例における「血液検査」の意義についてもカンファレンスで議論している．以上がNCGM-GIM方式である．

▶血液検査で「鑑別できる」わけではないが，血液検査によって有益な手がかりが得られたとき，「ウイルス種推定の精度が高まる」という点で大きな意義がある．

———— 國松淳和

4 「発熱＋皮疹」の考え方

POINT
- ▶「感染伝播力が強く，感染した場合は深刻な合併症をきたしうるウイルス性疾患」に対する対策（"pre-hospital"の取り組み＝ワクチン接種）が必要である。
- ▶麻疹や風疹などが疑われる場合は，診察や検査の待機時や移動時，可能な限り他患から隔離する。
- ▶「発熱＋皮疹」の診療上，あまり信用できない経過や所見を知っておく。

1 「発熱＋皮疹」を主訴として外来受診する初診患者に対する考え方

- ■ ここでは「発熱＋皮疹」を主症候あるいは主訴として外来受診する初診患者に対する考え方について述べる。
- ■ 特に，麻疹や風疹といった「平時には考慮されにくいが患者がいないわけではなく，感染伝播力が強く，感染した場合は深刻な合併症をきたしうるウイルス性疾患」は，医療機関であれば想定しておかねばならない（図1）。このときまず重要なのは，診察・診断の前の言わば"pre-hospital"の取り組みである。本書の主題ではないので紙幅を費やさないが，一言で言えばワクチン接種である。
- ■ 別の準備として，患者の動線の確認がある。患者が医療機関に到着後，診察を引き受ける部署が前もって「発熱＋皮疹」の患者が来院することを知っていることが望まし

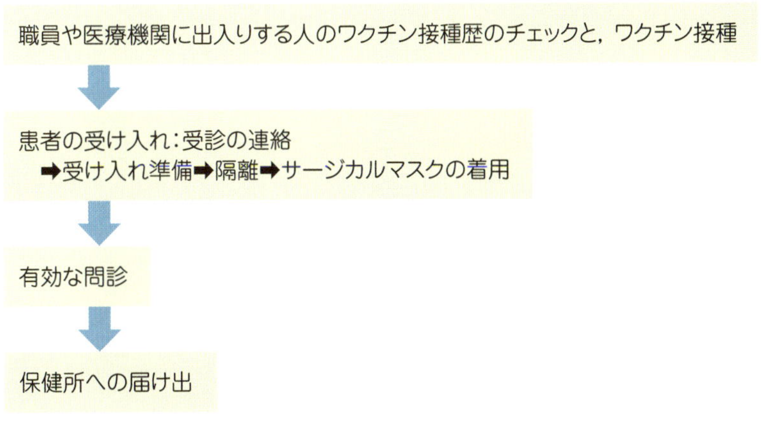

職員や医療機関に出入りする人のワクチン接種歴のチェックと，ワクチン接種

患者の受け入れ：受診の連絡
 ➡受け入れ準備➡隔離➡サージカルマスクの着用

有効な問診

保健所への届け出

図1 「発熱＋皮疹」を主訴とする外来患者を受け入れる際のおおまかな流れ

い。そのためには，患者から受診問い合わせを受ける者（事務員や外来看護師など）や，患者が医療機関到着後にまず行くところ（受付窓口）の職員なども巻き込んだ連携を組んでおくことである。医師や看護師だけが警戒していてもしょうがない。
- 麻疹や風疹を例にとれば，これらが否定できるまでは，診察や検査の待機時や移動時にも，関係のない他患とは居場所や行動を可能な限り分けることが必要である。
- いざ患者が実際に受診したら，「何はともあれサージカルマスク」である。医療者は，診察待ち時間も含めてマスクは必須である。
- 麻疹や水痘のような空気感染する感染症が否定できないとわかった時点で，可能なら陰圧室での診察が望ましい。少なくとも隔離すべきである。
- 診察室では，ワクチン接種歴，同様の症状の人との接触歴，当地での感染症の流行状況，海外渡航歴の聴取など，麻疹や風疹や水痘を見分けるための問診力を身につけなければならない。麻疹と風疹については次章で詳述する。
- 麻疹や風疹などを診断した場合，最寄りの保健所への届け出を忘れてはならない。

2　分布をみる──「中毒疹かどうか」

- 中毒疹は，内因性に全身が反応する表現型としての，比較的広範囲に左右対称で現れる発疹の総称である。具体的には，薬剤，食物，毒素，ウイルスなどの病原体・微生物に対して反応性に出現する皮疹で，典型的には軀幹を中心に四肢にかけて分布する，赤くてやや細かい発疹である（図2）。

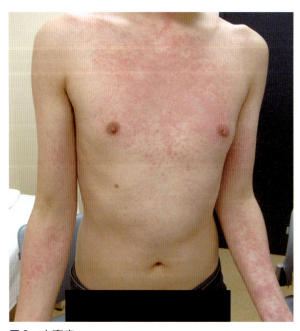

図2　中毒疹

- 中毒疹という語は上記のような発疹の「総称」であり，正式な診断名ではない。粘膜疹もなく全身状態が良好であれば，中毒疹に対しては普通，病原によらず抗アレルギー薬やステロイド外用薬などを用いた対症療法を行う。内科医からみて，皮膚科医の下す中毒疹という診断が，あまりに断定を避けた非特異的な呼び方であると思えることがあるが，筆者はそれでよいと思っている。中毒疹とわかれば，あとは内科医の仕事である。
- ウイルス感染に伴う発疹は，全身の反応の一表現をみているにすぎない。様々な臨床的特徴から，何のウイルスに反応しているかを推定していけばよい。

3 皮疹の現れる順番に注目する

- 顔（頬部）から皮疹が出現すれば，麻疹や風疹や伝染性紅斑（ヒトパルボウイルスB19感染症）の可能性がある。
- 薬疹は通常体幹から現れる。四肢のみという薬疹もみかけるが，「顔から」という薬疹はきわめてめずらしい。
- HIVの急性感染による皮疹の出現自体はコモンだが，「顔から」はめずらしい。EBVやCMVは，ウイルス由来の皮疹自体がまず非常に低頻度である。ツツガムシ病も顔から皮疹が現れるという特徴はない。
- 伝染性紅斑は，子どもの「りんご病」として馴染みがあるが，実際には顔面から現れた紅斑は消退も早い。また，成人では顔の紅斑が自認できないくらい淡い，あるいはないということも多く，小児でも四肢の紅斑のみ目立つ場合がある。よって，「顔にも発疹がある」「顔から皮疹が始まった」とはっきり述べられるケースは麻疹➡風疹➡パルボウイルスの順に可能性を見積もることができる。
- 麻疹・風疹は，このあと頸部～体幹の発疹が出現・明瞭化し患者自身で自覚できるようになる。そして，さらに四肢へ広がる進展様式をとる。伝染性紅斑でも体幹の皮疹はありうるが，見かけ上体幹をskipして四肢に出現することも多い。伝染性紅斑では四肢の発疹が主訴，あるいは医師側の診断契機となることも多い。症例によっては，四肢の近位より遠位のほうが紅斑の色調が強いこともある。

4 あまり信用できない経過や所見とは？ ── Myth & Truth

■ あまり信用できない経過や所見を**表1**にまとめた。

表1 信用できない経過や所見の例

麻疹と風疹は，「紅斑の癒合傾向」の有無で鑑別できる？	➡ **Myth!** できない。 特に成人の風疹は紅斑の色調や紅潮が強い例があり，紅斑が癒合することも多い。
麻疹と風疹は，発熱のピークと発疹の出現とのタイミングで鑑別できる？	➡ **Myth!** できないことが多い。 特に成人ではできないことが多い。麻疹の「二峰性の発熱で2回目のピークと同時に発疹が出現する」という"教科書的な熱型"を実臨床でよりどころにしすぎると間違う。 風疹では，発熱自体がはっきりしないこともあるし，カタル期と思われる時期が先行することは往々にしてある。
成人の場合も，風疹は麻疹よりも早く症状が軽快する？	➡ **Truth!** 風疹は麻疹との比較では軽症例が多い。 成人の風疹は小児の風疹よりも臨床症状が強いが，麻疹との比較において風疹は成人も小児も軽症例が多い。 ただし，風疹でも脳炎などの重大合併症はありうるし，妊婦に感染して先天風疹のリスクが増すことを考えると，決して軽視できない感染症である（軽症だから予防が要らない，ということにはならない）。
水痘や手足口病などは，特徴的な発疹から診断は容易である？	➡ **Myth!** 容易ではないことがある。 特に成人例で，水痘ワクチン接種歴や水痘既往歴があっても，高い抗体価を保有しない者が感染して臨床症候が不完全な水痘疹にとどまったり，病初期に「発熱のみ」が続いたりすることがある。 手足口病も，流行状況やシックコンタクトの問診で診察前確率が高まったのちに診察されることが多いため，手足口や臀部といった部位の発疹に容易に目が止まりやすい。しかし，非流行期の散発例，流行前夜の index case，シックコンタクトが明確でない成人例などは，原因不明の熱として内科外来に紛れることもある。精査，経過フォローしている間に手足口病特有の発疹が出現する。
ウイルス性発疹の鑑別において診断に最も重要な検査は IgM 抗体である？	➡ **Myth!** IgM 抗体は偽陽性が多い（確定診断に用いるならば IgG 抗体）。 血清抗体を確定診断に用いるならば，IgG 抗体の回復期ペア血清での4倍以上の力価上昇を確認する必要がある。 IgM 抗体は偽陽性が多い。風疹やヒトパルボウイルス B19 感染症でも麻疹ウイルス特異 IgM 抗体が陽性になりうる。

まとめ

▶ 外来における「発熱＋皮疹」の診療上のキーワードは，「ワクチン・隔離・臨床所見」である。実際には発疹をマスターしただけではウイルス感染症の臨床全体をカバーしたことにはならないが，外来というセッティングにおいて，発熱と組み合わせて考えることで，ウイルス感染症の診断・マネジメントの一助となるものと思われる。

── 國松淳和

2章　怒濤の各論構築──ウイルス感染症とその鑑別

2章を読む前に

　何かを身につけたいとき，原則を押さえ，短い時間で総論的に（というより"まとめ"と"要点"を押さえる形で）学習して乗り切りたい気持ちはわかる．内容によってはそれですむこともあるが，怖いのは「なんとなくわかった気になる」というリスクがあることだ．そもそも総論の構築は"まとめ"と"要点"を読むだけではだめで，一朝一夕では無理ということもある．

　私が今ひとつ軽視されていると思うこととして，「各論の深い掘り下げ」がある．各論が各論になっていない．実は，深い各論知識の構築は，効率よく総論事項をつなぎ合わせることに繋がるのであるが，荒っぽく縦糸（各論）をそろえても，横糸（総論）を通したところでしっくり仕上がらない．

　本書は外来におけるかぜ以外のウイルス性疾患について解説することを目的としているため，臨床にまつわることを中心としたウイルス別の知識を得られるよう構成しているが，第2章こそ，まさにこの本の核となる部分である．

　内容はウイルス性疾患（感染症）にとどまらない．8つのウイルス感染症のほかに，薬疹（典型・重症），菊池病，全身性エリテマトーデス，ツツガムシ病といった，非感染性病態でありウイルス性疾患を診断・診療する上で検討することが避けられないもの，鑑別上問題となるものなども含めた．鑑別というのは鑑別点だけを学んでもだめで，各々の知識があって初めて有機的となり，現場で活かせる．

　第2章の一部にはタフな内容・不慣れな内容もあるかもしれないが，ここを耐えて各論構築をすませば，あとは楽な世界が待っている．

──國松淳和

A ウイルス感染症

1 EBウイルス

POINT
- ▶ EBウイルス（Epstein-Barr virus；EBV）の初感染で生じる急性咽頭・扁桃炎を伝染性単核球症と言う。
- ▶ 伝染性単核球症は細菌性咽頭・扁桃炎などとの鑑別が重要な疾患であり，適切な抗菌薬使用を行う上で熟知しておくべき感染症のひとつである。
- ▶「不明熱」の触れ込みで受診することもあり，伝染性単核球症を理解することは内科外来における熱性疾患の診療能力向上に直結する。

1 伝染性単核球症の臨床像

疫学

- 目の前の患者が伝染性単核球症であるかどうかを考える上で，まず抗体保有率を知っておく必要がある。
- 伝染性単核球症は15〜24歳頃までの若年者の罹患が最も多い。先進国においては5割程度の人が1〜5歳の間にEBVに初感染するとされる。そして年齢とともに抗体保有率は上がり，9割以上の人が35歳までに既感染となる。したがって，40歳以上の感染者をみることは稀である。
- 衛生状態の向上とともにEBVの抗体保有率は低下傾向がみられ，1990年の日本の5〜9歳児における抗体保有率は80％であったが，1999年に同年齢帯の小児の抗体保有率を調査したところ59％にまで低下していたというデータがある[1]。
- また，咽頭痛を主訴に外来を受診した患者について，年齢層ごとに伝染性単核球症が占めた割合を調査した報告によれば，5〜15歳の患者の2.1％，16〜20歳の患者の7.9％，21〜25歳の3.2％，26〜35歳の1.7％が伝染性単核球症の診断であったとされる[2]。
- ちなみに，セッティングにもよるので一概には言えないが，初診外来を担当する内科医が1年間に遭遇する伝染性単核球症の患者は1〜4名というデータがある[3]。明らかにこれを下回るようであれば見逃しているのかもしれない。

全体の臨床像（表1[2]）

- シックコンタクトははっきりしないことが多い。飛沫（唾液）感染が主な感染経路で"kissing disease"の異名があるが、潜伏期間は30〜60日程度とされており、筆者はその病歴を聴取することにはあまりこだわらない。
- 発熱、咽頭痛、リンパ節腫大が古典的な三徴である。何例か伝染性単核球症を経験すると、その肝障害の印象が強く残るのではないかと思われるが、患者のプレゼンテーションとしてはまず咽頭炎の鑑別疾患であることを忘れてはならない。
- 三徴と並んで頻度が高いのは倦怠感であり、特に血清学的に確定診断を行うような例においては必発と思われる。倦怠感は時に咽頭痛以上に患者を悩ませ、このために入院診療を要することも多い（striking malaise）。
- 一過性の口蓋の点状出血、眼窩の浮腫、皮疹（伝染性単核球症そのものによる）などは観察されることもあるが頻度は低い。

表1 咽頭痛のある患者において伝染性単核球症を示唆する所見・症候

所見・症候	感度（%）	特異度（%）	陽性尤度比	陰性尤度比
脾腫	7	99	7.0	0.94
口蓋の点状出血	27	95	5.4	0.77
後頸部リンパ節腫大	40	87	3.1	0.69
腋窩リンパ節腫大	27	91	3.0	0.69
鼠径リンパ節腫大	53	82	2.9	0.57
37.5℃以上の発熱	27	84	1.7	0.87
頭痛	60	55	1.3	0.73
前頸部リンパ節腫大	70	43	1.2	0.70
倦怠感	93	23	1.2	0.30

（文献2より改変）

2 各論

症状・症候

- 他疾患との鑑別上重要となる症状について述べると、まず咽頭痛を欠くのは伝染性単核球症らしくない。また、リンパ節腫大をまったく欠くことも伝染性単核球症の可能性を下げる（表2[4]）。
- 腫大リンパ節の部位について、後頸部リンパ節腫大が特徴的であるということは伝染性単核球症に関するほぼすべての文献に記載されている。前頸部リンパ節腫大がみられることもあるが、他疾患との鑑別上有用とは言えない。

表2 伝染性単核球症の主な鑑別疾患と鑑別上のポイント

鑑別疾患	問診, 診察上の主な鑑別点
溶連菌性咽頭炎	前頸部リンパ節腫大が目立ち, 肝脾腫を伴わない。異型リンパ球や肝障害は通常出現しない（血液検査）。
CMV感染症	咽頭炎所見は通常目立たない。伝染性単核球症と比較して30代の発症割合が高い。
急性HIV感染症	皮疹や下痢の頻度が比較的高い。sexual historyやSTDの既往があれば想起しやすい。
トキソプラズマ症	加熱不十分の食肉摂取やネコの糞便との接触歴が鍵。
（非特異的）ウイルス性咽頭炎	リンパ節腫大の頻度が低い。（上気道炎の一表現であるため）伝染性単核球症と比較して咳嗽を伴う割合が高い。

STD：性感染症　　　　　　　　　　　　　　　　　　　　　　　　　　　（文献4より改変）

- なお, 後頸部リンパ節の診察は慣れていないと腫大リンパ節を触知できないことがある。

> **Tips 1** 頸部リンパ節診察のポイント
> → はじめからリンパ節を特定しようとしすぎないこと！
> ▶ 伝染性単核球症を含む急性感染症を念頭に置いて頸部リンパ節の診察を行う場合, 筆者はまず大まかに触診を行い圧痛があるかどうかを確認する。
> ▶ 急性感染症に伴うリンパ節腫大であれば通常圧痛を伴うため, 圧痛があると患者が教えてくれた部位を丹念に診察すればおのずと腫大リンパ節を見つけられる。

- 後頸部リンパ節腫大のほか腋窩や鼠径のリンパ節腫大も診断上有用とされる。鼠径リンパ節腫大などは種々の疾患でみられる徴候であるため, これ自体が特徴的ということではない。伝染性単核球症の永遠の鑑別対象である溶連菌性咽頭炎は, 咽頭への細菌感染症であるため咽頭痛の症状が主であり, 腋窩や鼠径のリンパ節腫大を伴うことはないことから, 鑑別の際に役立つ情報となるという意味がある。
- 伝染性単核球症では咽頭炎が前景には立つものの, 基本的にはウイルス感染らしい「全身性疾患」であることを認識しておく。細菌感染症とウイルス感染症の性質の違いを意識することは重要であり, 伝染性単核球症に限らず汎用性がある。
- 扁桃に付着する白苔はしばしば観察される所見であり,「漆喰（whitewash）」のようなべたっとした白苔が特徴的とされる。
- 肝脾腫は伝染性単核球症の有名な症候のひとつであるが, 伝染性単核球症の患者が有する割合は7〜53％と報告によってばらつきがある。診察の手技として一定の技術を要求されることと, 患者の体格によっても覚知できるかどうかに差が出るためと思われる。とは言え, 咽頭炎を呈する患者で肝脾腫を認めることは伝染性単核球症を疑う有用な所見である。

- 以上のほか，伝染性単核球症そのものによる皮疹は少ない．「アンピシリン疹」が有名だが，これは単に溶連菌性咽頭炎と誤ってアンピシリンが使用されることが多いためにこの異名がついただけであり，実際にはβラクタム系を中心とした他の抗菌薬でも皮疹の頻度は上昇することを理解しておく必要がある．

診断方法――検査の進め方・考え方

- 症候のはっきりした若年者の咽頭炎に対して溶連菌迅速検査を行うことについてはコンセンサスがあると思われる（Centor scoreなどを利用した迅速検査実施の是非についてはここでは言及しない）．迅速検査はその名の通り迅速で，混雑した救急外来や初診外来でもオーダーすることに負担はあまり感じない．
- 一方で，溶連菌迅速検査が陰性であった患者に対して血液検査を行うかどうかは，少し悩ましい．欧米の伝染性単核球症の文献で必ず言及されるヘテロフィル抗体検査（Monospot®）は日本の一般診療においては利用できず，伝染性単核球症を診断しようとすると血算，生化学項目を含む一般的な血液検査が必要となる．しかし，血液検査は結果が判明するまでに最短でも1時間はかかり，場合によっては自分自身で採血を行い，検体を運ぶ必要すらある．
- 混雑した内科外来や救急外来で，単なるウイルス性上気道炎かもしれない若年者に血液検査を行うか否か？ 外来では「迅速に」決断することが求められているため，患者の年齢，上述した咽頭・扁桃の所見や頸部を中心とするリンパ節腫大の分布，腹部の所見，さらには罹患期間なども考慮して伝染性単核球症の可能性があると考えられる場合には血液検査をオーダーする．若年者の「のど風邪が治らない」という訴えも血液検査を行う契機になる．
- 抗体検査については費用の問題もあるため，以下に述べる①～③の結果を確認した後に残った血清を利用して追加するのがよい．

①白血球増多

- 血液検査でまず特徴的なのが，リンパ球増多を主体とする白血球増多である．細かい数値にはあまりこだわらなくてよいが，リンパ球数が4,000/μL以下であることは伝染性単核球症である可能性を下げるとされる．大雑把に言えば，リンパ球の分画が50％以上であることを1つの指標にしてよい．

②異型リンパ球の存在

- 異型リンパ球を認めることも非常に重要であり，咽頭炎の患者で10％以上の異型リンパ球を認める場合は伝染性単核球症の診断の確率がかなり高くなる．
- 伝染性単核球症では鑑別対象であるCMV感染症（初感染）や菊池病などと比較して異型リンパ球の割合が比較的高い印象を受けるが，血液検査を行う時期によってその割合に変動がみられることに留意する必要がある（初回の血液検査では確認されない

こともありうる)。

> **Tips 2** ▶ 異型リンパ球は血液像の目視で確認できるものであり,伝染性単核球症に限らず熱性疾患を診療する際には少なくとも一度は目視の血液像をオーダーする癖をつけておくのがよい(このオーダーのみで他院から紹介された「不明熱」が即日白血病であると判明することも稀ではない)。

③肝障害の存在

- 生化学検査で特徴的なのは肝障害であり,急性肝炎の鑑別対象となるほどである。鑑別対象となるCMVやHIVの初感染と比較しても顕著であると言ってよい。
- 注意すべきは薬剤性肝障害との鑑別であり,特に紹介を受ける側の医療機関においては受診までに使用した薬剤の確認が重要である。

◎

- 血液検査で上記①〜③のような結果が出て,いよいよ伝染性単核球症が疑わしいとなったら特異抗体を提出する。
- EBV初感染の急性期にはVCA-IgMが陽性となり,遅れてVCA-IgG,さらに遅れてEBNA-IgGが陽性となることから,これら3種の抗体を組み合わせて提出することが一般的である(**図1**[5])。
- 既感染者で生涯陽性となるEBNA-IgGが陰性の患者でVCA-IgM陽性を確認できれば初感染が確定する。

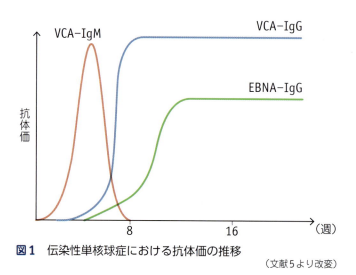

図1 伝染性単核球症における抗体価の推移

(文献5より改変)

3 診断後の対応・経過観察

- 発症から初回受診までの日数にもよるが,発症から間もない場合は溶連菌迅速検査陰

性の咽頭炎として対処されることが多い。そして発熱が改善しない，倦怠感が強まるなどの理由で再診（あるいは紹介）となる。
- 上記のような経緯で伝染性単核球症を疑った場合，基本的には支持療法を行う。症状が顕著な場合は入院診療も考慮する。症状経過の観察と並んで通常行うのが血液検査のフォローであり，肝障害の推移は病勢経過の指標となる。ALPは遅れて上昇，沈静化することが多いので注意する。
- 血算に関連する合併症が観察されるのも伝染性単核球症の特徴であり，血小板減少や溶血性貧血，血球貪食症候群などが様々な程度で合併する。血球貪食症候群が顕著な場合にはステロイド投与などが必要となる。EBV関連の血球貪食症候群は14歳以下の症例が多い（およそ8割を占める）とされる。
- 重篤な合併症がない場合の自然経過としては2週間程度で主要な症状（発熱，咽頭痛）は軽快，血液検査異常も同じくらいの期間でピークアウトはするが完全な改善にはさらに1～2週間程度かかる。発熱や咽頭痛の改善後もしばらく易疲労感が続くことがあり，徐々に慣らしながら日常生活に戻ることを説明しておくと若年者の受け入れはよいように思われる。
- また頻度は低いものの伝染性単核球症の有名な合併症に脾破裂があり，発症から3週間程度はコンタクトスポーツ（ラグビーや柔道など）への参加を控えるよう指導する。

まとめ

▶ ウイルス性疾患を適切に診断することは内科外来診療を行う上で必要不可欠な能力と言ってよい。若年者において伝染性単核球症のプレゼンテーションは一定のパターンを取りやすく，実例を経験することが何より理解を助けるだろう。

▶ 本疾患の理解は「伝染性単核球症の周辺」にあるCMV感染症や急性HIV感染症といったウイルス性疾患，さらには菊池病，全身性エリテマトーデスといった非感染性疾患の診断能力向上にも寄与すると思われ，伝染性単核球症の診断は言わば「不明熱の入門編」である。

文献
1) Takeuchi K, et al：Pathol Int. 2006；56(3)：112-6.
2) Ebell MH：Am Fam Physician. 2004；70(7)：1279-87.
3) Del Mar C, et al：Aust Fam Physician. 1995；24(4)：625-9, 632.
4) Womack J, et al：Am Fam Physician. 2015；91(6)：372-6.
5) Luzuriaga K, et al：N Engl J Med. 2010；362(21)：1993-2000.

———— 佐藤達哉

A ウイルス感染症

2 サイトメガロウイルス

POINT

- 成人のサイトメガロウイルス（cytomegalovirus；CMV）初感染では伝染性単核球症様症候群（IM-like syndrome；IM様症候群）を発症するが，これは免疫不全者におけるCMV再活性化とはまったく異なる病像を呈する。
- EBVによる伝染性単核球症と比較し，年齢層が上で，症状や身体所見に「特徴がないこと」が特徴である。
- 成人のCMV抗体保有率は低下傾向にあり，初感染例の診療機会は年々増加すると予想される。

1 CMV感染症の臨床像

疫学

- 通常は乳幼児期に不顕性感染し，生涯にわたり潜伏感染する。
- 感染経路は水平感染であり，血液，唾液，尿，母乳，精液，子宮頸管粘液を介して感染する。初感染を受けた乳幼児は数年にわたり唾液や尿にウイルスを排泄するため，保育士など（特に2歳以下の小児を相手とする場合）は感染の機会が多い。ただし適切な手指衛生を行うことにより感染リスクを減らすことができる。
- 成人におけるCMV抗体保有率は，アジアやアフリカの発展途上国で90％前後と高く，欧米の先進国で50％前後と低い。本邦でも1990年頃までは妊婦を対象とした調査で抗体保有率90％以上であった。しかし，衛生環境の改善により乳幼児期における感染機会が年々減少し，現在は成人の約20～40％が未感染である。年齢別では30歳代の30％，40歳代の20％，50歳代の10％が未感染であると覚えておくとよい。故に，EBVとは異なり，中高年患者でもCMV初感染例を想定すべきである。
- 潜伏期間は約20～60日間である。
- IM様患者のうちCMVが占める割合は，5～7％という報告[1]もあれば，20％という報告[2]もある。

全体の臨床像

- 思春期以降で免疫正常者がCMVに初感染するとIM様症候群を発症する。その典型像は，発熱・倦怠感で来院し軽度の咽頭痛の訴えがあり，当初は感冒と診断されるも，症状が長引くため血液検査を行ったところ肝炎の所見を認めた，というものである。
- EBVによる伝染性単核球症と比較すると，年齢層が上（30歳代に多い）で，症状や血液検査所見の程度は全体的にmildである。

2　各論

症状・症候

- 発熱は一般的には37℃以上で，2～3週間（平均18日間）続く。倦怠感，筋肉痛，食欲不振，頭痛，咽頭痛といった非特異的な症状も伴う。EBVによる伝染性単核球症と異なり，有熱期間が長いが倦怠感などの症状は軽く，扁桃炎を起こしづらく（軽度の咽頭痛はあるが他覚的な所見はない），脾腫は軽度で，頸部リンパ節腫脹も明瞭ではない。
- CMV初感染とEBV初感染を比較した報告[3]では，CMV感染症の全例が発熱を主訴としたのに対して，EBV感染症では発熱以外に咽頭痛・頭痛・頸部リンパ節腫脹など多彩な主訴を呈していた。
- 皮疹を呈することもあるが，頻度は低い。典型疹はなく，多形紅斑，風疹様・蕁麻疹様皮疹，丘疹，水疱，紫斑，皮膚潰瘍など様々な形態をとりうる。皮疹を生検してもCMV感染細胞が証明されないこともある。また，アンピシリンやセフェム系抗菌薬に対する過敏反応はEBV同様，CMVでも認められる。
- 関節痛や関節炎は起こさない。

検査

- 白血球増多を認めるが10,000/μL以下のことが多い。稀にEBV並みの白血球増多を認める例もある。リンパ球は50％以上に増加することがあり，10％程度の異型リンパ球出現をみることもある。異型リンパ球増多は遅れて認められることもあるため，異型リンパ球増多がみられないからといって否定することはできない。また，自覚症状が改善してからも数カ月間リンパ球増多が続くこともある。
- 貧血や血小板減少を認めることもある。寒冷凝集素が陽性となる例もある。
- 肝酵素上昇は90％以上に認めるが，AST，ALTが正常の5倍以上に上昇することは稀である。肝移植を要するような劇症肝炎を起こすことは非常に稀である。EBVと

比較すると肝炎の程度は軽い。ビリルビンの上昇は，あっても軽度である。
- 発熱から肝酵素上昇のピークまではタイムラグがある。つまり，発熱の初期にはデータがほぼ正常で，その後増悪するというパターンをとる[4]。
- リウマトイド因子，直接クームス，多クローン性高ガンマグロブリン血症，クリオグロブリン血症，抗核抗体 (speckled type) が偽陽性となることもある。
- CMVとEBVの初感染の違いを**表1**に示す。

表1 CMVとEBVの初感染の比較

	CMV	EBV
年齢	30歳代以上，中高年者も罹患する	10～20歳代
自覚症状	有熱期間が長い，倦怠感や咽頭痛は軽度	倦怠感や咽頭痛が強く入院することもある
扁桃炎の所見	認めないことが多い	溶連菌性と見分けがつかない
頸部リンパ節腫脹	少ない	後頸部優位
脾腫	少ない	あり
白血球	正常範囲が多い	増加
肝炎	AST，ALT上昇，ALP上昇は軽度	AST，ALT上昇（程度強い），ALPが病勢の指標になる

合併症[5～7]

- 免疫正常者のCMV初感染ではIM様症候群以外に，各臓器に様々な合併症を起こすことが稀ながらある。また，妊娠中に初感染すると胎児に先天性CMV感染症を起こしうる。

① **肺炎，間質性肺炎**
- 症状は非特異的で，咳嗽，胸痛，喀血，呼吸困難などである。抗ウイルス療法の効果は明らかでない。

② **心筋炎，心膜炎**
- 胸痛や心不全を認めずに，心電図や心臓超音波検査で偶然見つかる例もある。

③ **結腸炎**
- 消化管合併症の中では結腸炎が最も多く，死亡率も高い。発熱，下痢，血便，腹痛を呈するため，特に中高年では虚血性腸炎と間違いやすい。

④ **溶血性貧血**
- クームス試験陰性例，陽性例いずれも報告がある。CMV感染症単独にしては貧血の程度が強い場合に疑う。

⑤ **脳炎，ギラン・バレー症候群**
- 原因不明の脳炎の鑑別疾患としてCMV感染が入る。予後は良好である。

- ギラン・バレー症候群の10％前後に先行感染としてCMV感染を認め，CMV初感染1,000例のうち0.6～2.2例がギラン・バレー症候群を発症する。*Campylobacter*によるギラン・バレー症候群と比較して，より若年で女性に多く，脳神経系を侵す。

⑥ **血栓症**
- きわめて稀な合併症と考えられていたが，最近の報告[6]ではCMV初感染の6.4～7.9％で血栓症を起こすとも言われている。深部静脈血栓症・肺塞栓症以外にも，門脈血栓症，脾静脈血栓症，脾梗塞，腸間膜静脈血栓症などを起こす。
- その機序はわかっていないが，CMVが一過性に抗リン脂質抗体を産生したり，フォンウィルブランド因子（VWF）に作用して凝固能亢進を引き起こすのではないかとされている。

⑦ **先天性CMV感染症**
- 妊娠12週以降のCMV未感染妊婦の1～2％が初感染を生じ，約20～40％が胎児感染を起こす。そのうちの5～10％が症候性（低出生体重児，黄疸，小頭症，肝機能異常など）である。無症候性でも10～15％で難聴，精神発達遅滞，運動障害を呈する。
- 症候性・無症候性を含めた本邦での発生頻度は，出生1,000人に対して1人と推定されている。妊婦のCMV抗体保有率の低下により，発症率の増加が懸念されている。妊婦に対するルーチンのCMV抗体スクリーニングは現時点では推奨されていない。

> **Tips 1　免疫不全者でのCMV再活性化**
> ▶ 初感染後にウイルスは潜伏し，免疫抑制時（ステロイド・免疫抑制療法，臓器／骨髄移植後，AIDS）に再活性化を引き起こす。これは初感染によるIM様症候群とはまったく別の病態・病像である。
> ▶ 感染臓器は多彩であり，骨髄，肺，肝，消化管，網膜，皮膚，脳・脊髄，膀胱などである。
> ▶ CMVアンチゲネミア法（CMV pp65抗原）は検出感度・特異度ともに85％以上と高い。これはウイルス血症をみており，CMV再活性化による臓器障害を直接みているわけではないが，臨床症状と相関性がある。臨床症状出現前に陽性化することから先行的治療の指標になること，定量性があることから治療効果判定にも用いることができる。

診断方法

- 前述したように，CMVによるIM様症候群は発熱以外の症状や身体所見に特徴的なものがない。このため，時として不明熱化する。特に診断する側が，「CMVは免疫不全者が罹患するもの」という認識を持っていると見逃してしまう。
- では，どうやってCMV感染症を疑うかについては，**表2**のように患者の受診するタイミング別に考えてみるとよい。

表2 CMV感染症を疑うポイントとその後の対応——患者の受診するタイミング別

	疑うポイントとその後の対応
発症初期	●発熱，倦怠感，筋肉痛などの非特異的な症状を呈しているが，重症感がないことが多く，血液検査に進むことは通常ない。 ●この時点でCMV感染症を想起することは非常に困難で，何らかのウイルス感染症としか言いようがなく，対症療法とする。 ●軽度の咽頭痛があっても，鼻汁や咳嗽を伴うことは少ないので，安易に「風邪でしょう」とは言わない。 ●皮疹を呈している場合はこの段階で血液検査を行うが，まず風疹や麻疹，薬疹を鑑別の上位に挙げて診療する（発症早期の場合，データは正常，すなわち異型リンパ球増多や肝炎が出現していない可能性がある）。
発症1〜2週間後	●熱がなかなか下がらず，なんとなく体調が優れないことに不安を覚えて患者は受診する。 ●薬剤歴・海外渡航歴・性交渉歴も含めた病歴と一通りの身体所見をとってみて，①熱が続いている以外に特徴的な所見がないこと，②熱が続いているわりに患者の消耗が強くないことから疑う。 ●①②だけではCMV感染症を積極的に疑う根拠としては弱いので，血液検査に進む。 ●リンパ球増多や異型リンパ球の出現があり，AST, ALTの上昇を認めたら，IM様症候群であると判断する。 ●患者の年齢を再確認し，30歳代以上であればEBVよりもCMVの可能性がより高いと考えられ，血清学的検査を行う。

- 最終診断は血清学的検査による（**表3**）。EIA法（酵素免疫抗体測定法）もしくはCF法（補体結合法）を用いる。CMV-IgM抗体は自覚症状出現2週間以内に陽性となり，4〜6カ月間は陽性が続く。約20％の患者では1年かそれ以上陽性を維持する（persistent IgM）。IgG抗体は自覚症状出現2〜3週間後より陽性となり，生涯にわたって陽性を維持する。
- 基本的にはCMV-IgM抗体の上昇をもって急性感染と診断する。上述したようにIgM抗体は数カ月間陽性となるため，陽性であっても必ずしも最近の感染を意味しない。しかし，実臨床でCMV-IgM抗体を提出するのはIM様の病像を呈している患者に対してである。そうでない患者に提出すると逆に混乱のもとになる。どうしても判断に迷う場合はペア血清を採取し，IgG抗体が4倍以上に上昇していることを確認する。
- ウイルスPCR，培養，アンチゲネミア法（CMV pp65抗原）は初感染の診断には不

表3 血清学的検査の解釈

	初感染	既感染	再活性化
IgM	−〜+ （初期だと−）	− （数カ月以内の感染だと+）	+
IgG	−	+	+
アンチゲネミア	測定しない	測定しない	陽性

要である．ただし初感染で臓器合併症を起こしていると考えられる場合は，生検を行い組織中のCMV-DNAを測定する．肺炎の場合は気管支肺胞洗浄液からのシェルバイアル法を用いた培養が有用である．

> **Tips 2** 非免疫抑制状態の重症患者でのCMV再活性化
> ▶非免疫抑制状態でもICUに入室するような重症患者でCMV再活性化が起こり，死亡率の上昇につながっているという報告もある[8]．
> ▶そのリスク因子として，CMV既感染，ICU滞在期間が5日以上，重症敗血症・敗血症性ショックがみられる，重症度が高い，ということが挙げられている．

3 診断後の対応・経過観察

- IM様の症状は時間とともに自然軽快するため対症療法を行う．
- 免疫正常者における各種臓器障害に対する抗ウイルス療法やステロイド併用の有効性については，有効であるとする報告もあるが明確な結論は出ていない．

まとめ
▶CMV初感染によるIM様症候群は一般内科外来で出会う機会の多い疾患である．
▶CMV感染症の臨床像を理解し，血液検査所見をみたときにそれが"IM様"であるとすぐに認識できれば，本疾患の不明熱化を防ぐことができる．

文献
1) Taylor GH：Am Fam Physician. 2003；67(3)：519-24.
2) Naito T, et al：Intern Med. 2006；45(13)：833-4.
3) 武田直人，他：感染症誌．2000；74(10)：828-33.
4) 國松淳和：外来で診る不明熱．加藤 温，監．中山書店，2017，p67．
5) Rafailidis PI, et al：Virol J. 2008；5：47.
6) Vandamme YM, et al：BMC Res Notes. 2014；7：193.
7) 出口雅士，他：医のあゆみ．2015；253(13)：1215-9.
8) Kalil AC, et al：Crit Care Med. 2009；37(8)：2350-8.

〈金久恵理子〉

A ウイルス感染症

3 ヒト免疫不全ウイルス

POINT
- 急性ヒト免疫不全ウイルス（human immunodeficiency virus；HIV）感染症は「非特異的なウイルス感染症」と片づけられがちだが，診断の糸口はある．
- インフルエンザや伝染性単核球症で通常みない皮疹や下痢，口腔内の白苔といった症候を手がかりに本疾患の可能性を想起する．
- 「感冒患者」が多く受診する一般内科外来こそ，急性HIV感染症を拾い上げる最前線である．

1 HIV感染症の臨床像

全体の臨床像

- HIVに初感染した患者の50〜90％で，感染の2〜6週間後にacute retroviral syndromeと呼ばれる急性の症候を呈する（急性HIV感染症）．一見してHIV感染と診断できるような特徴は備えていないため確定診断に至っていないケースが多いと考えられるが，主に次のような理由で非常に診断意義がある．
  ① 新規のHIV感染の多くは感染していることを知らない患者のハイリスク行動に由来するとされ，HIV感染症の診断を行うことでリスク行動を抑制できる．結果的に他者への感染拡大予防につながる．
  ② 早期に診断することで，適切な時期に抗HIV療法を導入できる．これにより生命予後の延長が期待できる．
  ③ 抗HIV療法により血液中のHIV RNAレベルを低減でき，感染リスクを下げることができる．

疫学

- 2015年の年間HIV感染者報告数は1,006人，同年の後天性免疫不全症候群（AIDS）患者報告数は428人であった[1]．日本は主要先進国の中で唯一，多剤併用療法導入後もAIDS患者報告数が抑制されていないとされ，早期発見・治療介入がいまだ不十分な結果であると言える．

- HIV感染症は一般に感染直後の急性感染期，無症候期，その後は免疫機能低下を背景としたAIDS指標疾患発症といった段階を経る．診断後の管理は専門家が行う場合がほとんどであると思われる．しかしながら未診断の急性HIV感染症患者は抱える症状が非特異的であればあるほど，一般内科外来を受診する可能性が高い．「単なる"かぜ"」と見過ごさずに急性HIV感染症の時点で診断をつけて適切なマネージメントにつなげることは，内科外来診療を担う者の重要な任務と言える．

2 各論

症状・症候

- 非特異的な症状が主体で，大まかにまとめるとインフルエンザ様症状（influenza like illness；ILI）あるいはIM様症候群となるが，その認識だけでは診断にせまるのは難しい．しかし，1つひとつの症状に目を向けてみると診断の糸口はある（**表1**）[2]．

①皮疹

- 急性HIV感染症で経過中に皮疹を呈する症例が比較的多い点は特徴のひとつと言える．
- 皮疹の性状は多彩で，出現時期も一過性であるため把握が難しいが，他のどれでもない皮疹をみた際には本疾患の可能性を想起する．
- 筆者は2013年の風疹流行期に壮年男性の急性HIV感染症を診断する機会を得たが，当初風疹が疑われたその患者の皮疹（**図1**）は体幹部に一過性の紅斑が出現するにとどまり，風疹の典型像とは異なったために「風疹以外のウイルス感染症」を想起したことが診断のきっかけとなった．

表1 急性HIV感染症の臨床所見と頻度

発熱	96%	頭痛	32%
リンパ節腫脹	74%	悪心・嘔吐	27%
咽頭痛	70%	肝脾腫	14%
皮疹	70%	体重減少	13%
筋肉痛	54%	口腔内白苔	12%
下痢	32%	神経学的症状	12%

（文献2より引用）

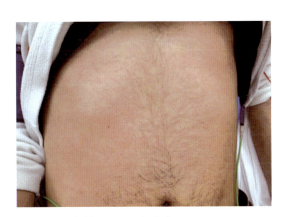

図1 HIV患者にみられた皮疹
「ウイルス性髄膜炎」として入院後，腹部に淡い紅斑が確認された．追加で提出したHIVスクリーニング検査で陽性となった．

② 下痢
- インフルエンザ，伝染性単核球症，CMV初感染で下痢を呈することはめずらしいが，急性HIV感染症においては認められる症候である．比較的定型的な臨床像をとりやすいインフルエンザあるいは伝染性単核球症に「+α」の症候をみた際には急性HIV感染症を積極的に疑う必要がある．

③ 神経学的合併症
- 上記のほかに神経学的合併症を伴うことがある．内訳は髄膜炎，脳炎，末梢神経障害など様々だが，頭痛，嘔吐といった症候が前景に立つ場合，髄液検査が抗体検査よりも先に行われ，「非特異的な」ウイルス性髄膜炎の診断がなされる場合もある．ウイルス性髄膜炎を疑う患者においてもリンパ節腫脹や皮疹など全身の症候を確認することで「特異さ」に気づくことができれば，HIVスクリーニング検査を行い，早期介入を図ることが可能となる．

④ 口腔カンジダ
- 免疫能低下を反映して口腔内の白苔（口腔カンジダ）を伴っていることがあり，本疾患を想起するきっかけとなりうる．また急性HIV感染症ではないが，未診断のHIV感染症を背景にAIDS指標疾患（ニューモシスチス肺炎など）を発症してHIV感染の診断に至る可能性についても念頭に置く必要がある．

診断方法

- 多忙な外来で「感冒らしい」患者の病歴，背景をくまなく聴取するのは骨が折れるが，既往症の確認が急性HIV感染症の診断につながることがあり診断上有用である．
- 1つの性感染症の既往は他の性感染症についても感染のリスクがあることを示しており，梅毒，淋菌感染症，急性B型肝炎などの既往の聴取は重要である．ほぼすべての医療機関の問診票には既往症の記載欄があるが，性感染症については患者が記載をためらうこともあるため，プライバシーに配慮した診察室で医師のほうから聞き出す（closed question）必要がある．
- 急性HIV感染症の診断ではないが，既往に関連してHIV感染を疑うポイントとして若年者の帯状疱疹がある．特に反復している場合は，HIV感染に伴う免疫能低下が背景にある可能性がある．
- 性的指向の聴取も急性HIV感染症の診断上重要である．国立国際医療研究センター病院で1997～2007年に診断された108例の急性HIV感染症のうち102例は男性で，男性同性間感染は97例であった[3]．筆者の経験上，バイセクシュアルである患者も一定数おり，「性交渉の対象が女性か男性か，あるいは両方か」を把握することは診断に寄与する．なお，静脈麻薬使用は1例にとどまり，本邦では"IV (intravenous) drug user"の割合が米国などと比較して相当少ない．

Tips 1	性的指向の聴取について
	▶初対面の患者，しかも発熱や頭痛でいかにもつらそうな患者に性的指向について質問することを負担に感じるかもしれない。しかし，感染リスク因子の把握は感染症診断上非常に重要な事柄であり，相手の自尊心に配慮しながらもきちんと聴取する必要がある。 ▶筆者は渡航歴などのほかの生活社会歴に続けて自然に尋ねるか，あるいは相手の様子をみながら「発熱が続いている場合，みなさんにお伺いするのですが」などと前置きをして問診するようにしている。ほとんどの患者から真実と思われる回答を得られているのではないかと思う。 ▶患者にとって「プライバシーに踏み込む失礼な人間」ではなく「共に診断を追求するパートナー」でありたい。

検査

- 一般血液検査では，急性HIV感染症にのみ認められる特徴的な所見はみられないが，当科での経験上，必発ではないものの肝障害や異型リンパ球の出現など伝染性単核球症に類似した所見を呈することが多い。血液検査上もIM様症候群であると言える。白血球減少，血小板減少などウイルス感染症一般でみられる血算上の変化も頻度が高い。

- 稀な事象であろうが，通常慢性期のコントロールが不良なHIV感染症患者において生じるとされるHIV関連腎症（HIV-associated nephropathy）が急性感染に伴ったとの報告[4]もある。尿検査異常，腎機能障害がみられる場合には注意する。

- 現在，一般の病院や保健所で使用されるHIVスクリーニング検査は，第4世代と呼ばれる抗原抗体検査である。感染初期のため偽陰性となるウィンドウ期は3～4週とされる。確定診断はウェスタンブロット（WB）法，RT-PCR法で行う。なお，経験的には急性HIV感染症を疑って提出したHIVスクリーニング検査が偽陰性であったことはない。性交渉が感染経路の場合，リスクのある行為・行動が習慣となっていることが多く，必ずしも最終の性交渉が感染の機会ではないと思われるが，検査の際にはウィンドウ期の存在を患者に説明し，自らも認識しておくことが当然望ましい。

- 確定検査で注意すべきなのは，感染早期（5～6週まで）ではWB法において陰性になる可能性があることである。RT-PCR法も併せて判断するか，WB法のみ提出して結果が陰性となり判断に迷う場合は専門家へ相談することをお勧めする。疑わしい症状を伴っている場合には，安易に「WB法で陽性ではないのでHIVスクリーニング検査が偽陽性であった」と考えてはならない。

> **Tips 2　検査提出の説明について**
> ▶HIVスクリーニング検査を行う場合，事前に検査を行うことを説明する．説明せずに検査を行うと，陽性となった場合，いきなり「実はHIV感染症もありました」と伝えられても患者は狼狽してしまうだろうし，その後の医師－患者関係に悪影響を及ぼす可能性が高い．
> ▶事前に説明することで患者がHIV感染の可能性を想起でき，多少なりとも結果を受け入れやすくなる．
> ▶医療機関によっては「HIV抗体検査についてのみ」同意書を求めることがあるが，肝炎や梅毒などの検査とあえて対応を分けるのは不自然に感じる．

3　診断後の対応・経過観察

- HIVスクリーニング検査の結果は迅速に判明し，施設内での測定が可能であれば同日中に結果が得られる．WB法，RT-PCR法は多くの場合外注となり，結果が届くまでに数日～1週間程度を要する．

- 急性HIV感染症を疑い提出したスクリーニング検査が陽性となった場合，診断経験が少ないほど担当医が「舞い上がってしまう」ことがある．医師の動揺や（診断したという）高揚は我々の思う以上に患者に伝わる．とにかく慌てないこと，ハイテンションにならないことを意識したい．まずは担当医が冷静になり，診断が確かかどうか追加の検査が必要となることを説明する．感染早期におけるWB法の偽陰性の可能性については既に述べた．

- 血球貪食症候群などの重篤な合併症がなければ，スクリーニング検査での陽性判明後，診断が確定するまでは対症療法が中心となる．症状は時に患者をかなり消耗させ，また有症状期間も長くなることがあり，入院診療を要することもある．

- 診断後には感染予防のための教育やパートナーへの検査の依頼，今後の治療についての説明などを行うこととなる．慣れていれば自分で対応してもよいが，自信がなければ一般論程度の説明にとどめ，早々に専門家，専門施設へ紹介しその後の対応を任せてもよい．誤った説明をして患者を混乱させないことが重要である．

- 診断時に一般内科外来の担当医ができることとして，併存する日和見感染や他の性感染症の検索がある．HIV感染を無事診断して（担当医が）一息ついている間に患者がニューモシスチス肺炎を悪化させている，というようなことがあってはならない．臨床像の再確認，過去の性感染症罹患・治療歴の確認や必要に応じた胸部X線のオーダーなどはすぐにできることである．ただし，AIDS指標疾患すべての可能性を検討するといった必要はなく，筆者はだらだらと自分ひとりで抱え込まず，適切に専門家のもとへ道案内をするのがよいと考えている．

- 診断確定後は抗HIV療法（多剤併用療法）導入の適応を検討することになるが，高度

に専門的な診療である。「マニュアルを見ながら」といったレベルの話ではなく，素人が手を出してはならないと思われる。HIV診療における一般内科外来の担当医の任務は，あくまで数多の感冒患者の中から急性HIV感染症を拾い上げることである。

まとめ

▶ 非特異的とされる急性HIV感染症も「単なるインフルエンザではない」，「伝染性単核球症ではない」といった気づきから診断の糸口を見つけることができる。インフルエンザ，伝染性単核球症の病像をはみ出すような多彩さが診断のきっかけとなる。

▶ 完全に「非特異的な」症状しか呈さない急性HIV感染症の診断はそれでも難しいかもしれないが，我々は十分に特異な急性HIV感染症をまだまだ見落としているはず，と思って内科外来診療に臨みたい。

文献

1) 厚生労働省エイズ動向委員会：平成27（2015）年エイズ発生動向―概要.（2018年1月閲覧）
http://api-net.jfap.or.jp/status/2015/15nenpo/h27gaiyo.pdf
2) Dybul M, et al：Ann Intern Med. 2002；137(5 Pt 2)：381-433.
3) 国立国際医療研究センター：HIV感染症とその合併症 診断と治療ハンドブック ver. 3.1. Part 2 日和見疾患の診断・治療. 2016.（2018年1月閲覧）
http://hb.acc-info.jp/part2/no19.html
4) Winston JA, et al：N Engl J Med. 2001；344(26)：1979-84.

〈佐藤達哉〉

A ウイルス感染症

4 B型肝炎ウイルス

POINT
- ▶ 急性B型肝炎は前駆症状としてserum sickness-like syndromeを呈することがあり，他のウイルス感染症との鑑別を要する。
- ▶ 肝炎の診断自体は血液検査で容易に得られるが，他の肝炎ウイルス感染や伝染性単核球症，CMV初感染も血液検査上類似した所見を呈するため，鑑別上注意する。
- ▶ 性行為を介する他の感染症の合併や慢性肝炎への進展など，眼前の急性肝炎の病態以外の問題にも配慮する。

1 B型肝炎の臨床像

全体の臨床像

- B型肝炎ウイルス（HBV）の持続感染者（キャリア）は全世界で4億人程度存在すると推定される。ワクチン接種により新規HBV感染は大きく減少しているとされるが，現在もなお年間約60万人がHBV関連肝疾患のため死亡する。

Tips 1　B型肝炎ワクチン
- ▶ 組換え沈降B型肝炎ワクチンは20年以上前に認可され，世界中で使用されている。世界保健機関（WHO）は1991年にB型肝炎ワクチンのユニバーサルワクチネーションを全世界の国々が実施するよう勧告している。
- ▶ 実際，接種率80～90％前後のユニバーサルワクチネーションを達成した国では急性B型肝炎の減少が報告されている。
- ▶ 本邦では2016年10月より定期接種の対象に追加された。

- 本邦におけるHBVの感染率は約1％である[1]。HBVについては持続感染者に対する抗ウイルス療法等のマネージメントに関しての進歩が著しいが，本項では外来で遭遇する，感冒の鑑別対象となりうる疾患として急性B型肝炎について取り上げる。

疫学

- 本邦における急性B型肝炎の感染経路はそのほとんどが性感染症とされる。したがっ

- て，急性B型肝炎を想定する問診の際には性行動に関しての聴取は必須である。
- 潜伏期間は1～4カ月と幅がある。
- 5類感染症として届け出義務があるが，年間報告数は165～510例と少なく，届け出義務が十分になされていない[2]。
- DPCデータによると2007年に入院した急性B型肝炎患者数は2,175人，2008年は2,391人であった[3]。なお，献血者を対象としたコホート研究で推定される不顕性新規感染者数は全国で年間8,500人程度であるとされる[4]。
- 成人期の感染では感染後速やかに免疫応答が生じ，急性肝炎発症後はウイルスが排除され肝炎が沈静化するのが一般的である。しかし，HBVゲノタイプAの割合が高まるにつれ，近年は成人期の感染でも慢性肝炎に移行するケースが増加しているので，急性感染が沈静化した後の経過にも注意が必要である[2]。

2 各論

症状・症候

- 急性肝炎の7割はsubclinicalあるいは黄疸を呈さない程度の肝炎（anicteric hepatitis），残る3割は黄疸が顕在化する（icteric hepatitis）とされる。他の肝炎ウイルスの感染合併，あるいは基礎疾患に肝疾患があると重症化しやすい。
- 前駆症状としてserum sickness-like syndromeと呼ばれる肝外症状を呈するのが特徴であり，他のウイルス感染症との鑑別が必要となる点である。
- serum sickness-like syndromeは発熱や種々の皮疹，多関節痛・多関節炎が主な症状である。関節炎は手足の小関節を対称性に冒すことが多いが，膝，足関節など中～大関節が非対称性に冒される場合もある。頻度としては手の関節が最も高く，膝，肘関節と続く。関節液の貯留はほとんどない。
- serum sickness-like syndromeの病態は，HBs抗原を含む免疫複合体によるIII型アレルギーである[5]。これらの症状が沈静化する頃に右上腹部不快感，（出現する場合は）黄疸など肝炎に特異的な所見が出現する。

> **Tips 2　serum sickness（血清病）**
> ▶ もともとはジフテリアや破傷風に対するウマ抗血清投与後1～2週間でみられる発熱，関節痛，発疹，リンパ節腫脹などに対して，20世紀初頭にvon Pirquetが命名した。異種蛋白とその抗体の免疫複合体によって惹起される組織障害に起因すると考えられ，Ⅲ型アレルギー反応に分類される。
> ▶ 急性B型肝炎ではHBs抗原を含む免疫複合体によってserum sicknessに類似した症候を呈することから，serum sickness-like syndromeのひとつに数えられる。

- 急性B型肝炎は自然治癒傾向が強く，9割以上は無治療のまま肝炎は沈静，HBs抗原が陰性化し，引き続いてHBs抗体が陽性となる。症状は1～3カ月で軽快するが，倦怠感は肝障害改善後も遷延することがある。
- 劇症肝炎は「HBV感染による症状」としては全体の0.1～0.5％にとどまるが，本邦では劇症肝炎全体の4割はHBV感染に由来し，劇症肝炎の原因としてHBV感染が最多である。なお，欧米では急性肝不全の原因として，薬剤性が最も多いとされる[1]。
- 急性感染例の劇症肝炎に対する内科的治療による救命率は5割程度である。急性感染の場合は経過とともにウイルス排除が進む一方で，キャリアからの急性増悪ではウイルス増殖と肝炎が持続するため，救命率は16％とより予後が不良であるとされる[6]。

診断方法──検査の進め方・考え方

- 急性肝炎の性質上，肝機能障害，トランスアミナーゼの上昇は必発である。トランスアミナーゼは比較的簡便に測定できる項目であり，血算の提出しかできない場合を除いて，初回の血液検査の際には肝炎を想定していなくてもオーダーするのが一般的である。発熱が続く，あるいは黄疸がみられるなどの臨床経過から血液検査を実施することで肝炎の存在に気づくケースがほとんどであろう。
- 肝炎の存在が明らかとなった後は血清学的診断に進む。急性B型肝炎の診断は血清HBs抗原，HBc-IgM抗体の検出に基づく（図1，表1）。感染の初期にはウイルス増殖のマーカーであるHBe抗原やHBV-DNAも検出される。
- 急性感染が沈静化する場合はHBV-DNAが検出されなくなり，HBe抗原，HBs抗原が陰性化しHBe抗体，HBs抗体が出現するセロコンバージョンが起きる。HBs抗原陽性が6カ月以上持続する場合は慢性感染を示唆する。
- 急性肝炎の鑑別としてはA型肝炎，C型肝炎，E型肝炎，伝染性単核球症やCMV初感染などがある。A型肝炎，E型肝炎は経口感染であり食事歴の聴取が重要となる。伝染性単核球症は通常咽頭炎が前景に立つので実際はB型肝炎との鑑別に悩むことは少ない。一方，CMV初感染はEBVと並べられることが多いが実際には咽頭炎は目立たず，むしろ肝炎の鑑別のひとつであると考えたほうがよい。ただし，肝炎の程度

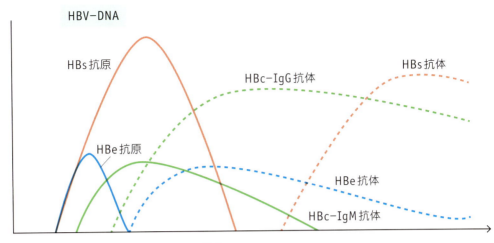

図1　HBV感染後の各種抗体出現の推移

表1　血清学的検査の解釈

HBs抗原	HBs抗体	HBc抗体	HBc-IgM抗体	判定
−	−	−	−	未感染
+	−	−	+	急性感染
−	+	−	−	ワクチン接種
−	+	+	−	感染既往あり（臨床的寛解）
+	−	+	−	慢性感染

はHBVやEBVと比較して穏やかなことが多い。

- 最近の話題として，本邦でHBVゲノタイプAの割合が高まっており，成人期の急性感染でも慢性肝炎に移行するケースが増加している。慢性肝炎へ移行するかどうかという点において，急性感染が一見沈静化した後の経過にも注意が必要である。なお，C型肝炎は高率（60〜70％）に慢性化する。

3 診断後の対応・経過観察

- 成人の急性B型肝炎のほとんどは支持療法のみで自然軽快が望めるが，経過に応じた核酸アナログ製剤の使用や慢性肝炎への進展の判断，慢性化した場合の長期的なフォローのため，診断した時点で消化器内科へコンサルトするのが望ましい。

- 肝血流維持のため急性期は安静臥床とする。対症療法に関して，アセトアミノフェンの使用は肝障害を助長するリスクがあるため使用は避ける（肝障害が進行した際にすぐに被疑薬となってしまう）。肝炎の改善を目的にステロイドやグリチルリチン製剤を投与することは肝炎の遷延や慢性化につながる可能性があるとされ，推奨されていない。

- 全体的な症状やトランスアミナーゼの推移から病勢をフォローする。急性期はAST優位となるが回復期においてはASTが先行して低下，ALT優位となる。また肝機能はPT時間に鋭敏に反映されるため経過観察に有用であり，PT時間は急性肝炎重症型，劇症肝炎の診断指標となる。肝臓で合成される蛋白質であるアルブミンの値も肝機能障害を反映して低下する。胆道系酵素（ALP，γ-GTP）の上昇は比較的軽度にとどまる。

- 核酸アナログ製剤の適応については定まっていない一方，急性肝炎重症型（PT時間40％以下），劇症肝炎（PT時間40％以下かつⅡ度以上の肝性脳症を伴う）の症例に対してはラミブジンの投与が有効とされる。現時点ではPT時間が40％以下になる前を目安としてラミブジン投与が推奨される。ただし核酸アナログ製剤は抗HIV作用を持つものがあり（特にラミブジン），HIV感染症の合併があるかどうかを確認する必要がある。うっかりHIVの単剤治療をしてしまうことのないように注意する。消化器内科へコンサルトすることが望ましいが，一般論は認識しておく。

- 急性B型肝炎を診断した際，性交渉が感染ルートと考えられる場合は他の性感染症の合併がないかどうか注意する必要がある。その際，患者にはあらかじめ検索の内容をはっきりと伝え，了承を得た上で検査を行う（☞ 38頁：Tips2）。

> **Tips 3** 医療従事者のHBV感染予防
> - HBVの感染力は強く，HBe抗原陽性の血液の場合，針刺し事故によって30%程度の高い割合で感染が成立するとされる。同じ状況でHCVは3%，HIVは0.3%程度の感染確率であることを考慮するとかなり感染力が強い。
> - 曝露があった場合は，曝露者の抗体保有状況に応じて抗HBsヒト免疫グロブリンの投与やHBVワクチンの接種を開始する。当直中に対応を求められることがあるので流れを押さえておく。

まとめ
- 急性B型肝炎と言えば跳ね上がったトランスアミナーゼ値や黄疸のイメージが強いが，初期症状として発熱，皮疹や関節炎症状が出現することを覚えておく。診断は血清HBs抗原，HBc-IgM抗体の検出に基づく。
- 成人の急性肝炎は性行為を介した感染がほとんどであり，他の性感染症合併の検索が必要であるほか，慢性肝炎への進展という肝炎ウイルス特有の問題についても忘れないようにする。

文献

1) 日本肝臓学会肝炎診療ガイドライン作成委員会，編：B型肝炎治療ガイドライン（第3版）．2017．（2018年1月閲覧）
   https://www.jsh.or.jp/files/uploads/HBV_GL_ver3__Sep13.pdf
2) 溝上雅史：IASR. 2016；37：151-2.
3) Sako A, et al：Hepatol Res. 2011；41(1)：39-45.
4) 溝上雅史：厚生労働科学研究費補助金（肝炎等克服緊急対策研究事業）「B型肝炎ジェノタイプA型感染の慢性化など本邦における実態とその予防に関する研究」報告書．2010.
5) Kappus MR, et al：Gastroenterol Hepatol (N Y). 2013；9(2)：123-6.
6) 坪内博仁，他：厚生労働省科学研究費補助金（難治性疾患克服研究事業）「難治性の肝・胆道疾患に関する調査研究」班 平成22年度報告書．2011, p96-113.

――― 佐藤達哉

A ウイルス感染症

5 ヒトパルボウイルスB19

POINT
- 小児と成人では臨床像が大きく異なる。
- 典型的には小児はりんご病，成人では多彩な症状・検査値異常を呈する。
- 重篤な合併症を呈することもあり，成人でも積極的に疑い鑑別することが望まれる。
- 診断において重要なのは，成人の典型的臨床像の理解と，伝染性紅斑に罹患した小児との接触歴の問診である。

1 ヒトパルボウイルスB19感染症の臨床像

疫学

- 感染経路は飛沫感染で家庭内感染が50％と多いが，妊娠中は経胎盤感染も起こす。
- 成人の抗体保有率は約50％で，60歳以上では約80％と言われている。本邦の妊婦の抗体保有率は20〜50％とされており，2011年の厚生労働省による全国アンケート調査では，10万分娩当たり2.2件の先天性感染の発生を認めた[1]。
- 小児では4〜10歳が感染好発年齢であり，成人では小児と接触する機会の多い母親世代の女性に多い。
- 潜伏期間は1〜2週間である。
- 伝染性紅斑は4〜6年周期で流行を認め，春〜夏にかけて流行する傾向がある。直近では2015年に流行があった。5類感染症だが，成人例に関しては届け出義務もないため過小評価されている可能性がある。
- 一般内科外来での頻度は，流行年かどうかによっても左右されるが，国内からの2つの報告では年間約0.06％であった[2,3]。

全体の臨床像

- ヒトパルボウイルスB19感染症と聞くと真っ先に思い浮かぶのは小児のりんご病（伝染性紅斑）かもしれない。頬部の紅斑や四肢・体幹のレース様紅斑が特徴である。
- しかし成人感染例では多彩な症状・検査値異常を呈し，時には重篤な合併症も伴うなど，定型的「りんご病」の病像とは大きく異なることがある。この点をまず理解して

おかないと，成人の散発例では見逃しや誤診につながる。

2 各論

症状・症候

- 成人の典型例では二相性の経過をとる（**図1**）。まず，感染後数日でウイルス血症をきたし，発熱・倦怠感・筋肉痛・頭痛といった感冒様症状や胃腸炎症状が現れる。次に，その7〜10日後にヒトパルボウイルスB19-IgG抗体出現に対する抗原抗体反応として，関節症状や皮疹を認める。
- 関節症状は成人で60%程度と最もよく認められる症状で，女性に多い。急性発症，左右対称性，小関節主体，下肢優位で，浮腫を伴い，手指の握りづらさを訴えることもある。症状は重くなることが多く，関節の発赤や腫脹といった関節炎所見を伴うこともあるが，関節痛がなく浮腫だけの症例もある。関節破壊は伴わない。
- 皮疹は粟粒大〜米粒大の斑丘疹を四肢中心に，体幹にも認め，風疹様とも表現される。軽度の瘙痒感を伴うこともある。紫斑を認めることもある。小児でみられるような頬部の紅斑は稀であることに留意すべきである。皮疹自体が目立たないことも多く，患者が気づかない場合もあり，積極的に皮膚の診察を行うようにしたい。また，数日で消退してしまうため，診察時よりも前に皮疹がなかったかを聴取したほうがよい。
- ウイルス血症の時期にウイルス排泄量が多く感染性を持つが，二相目の免疫応答期では感染性は少なくなっていく。
- 上記の二相性の経過はあくまで典型例であって，この経過をとるのは感染者の約25〜50%と言われている。感冒様症状のみにとどまる例もあれば，無症状（不顕性感染）のこともある。

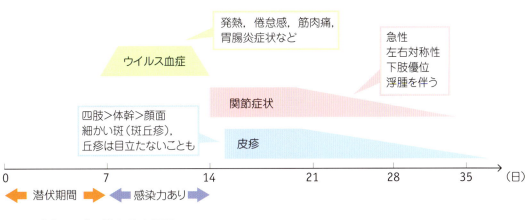

図1 成人での典型的な臨床経過

合併症

- ヒトパルボウイルスB19感染による合併症の機序は2つある(**表1**)。

表1 ヒトパルボウイルスB19感染により合併症が生じる機序

ウイルスの直接的な赤血球系前駆細胞障害による症状	・溶血性貧血患者における一過性無形成発作 ・免疫不全者での赤芽球癆 ・妊婦で胎児水腫,流産
ウイルス感染に対する免疫学的反応に基づく症状	・関節炎 ・皮疹 ・脳炎,横断性脊髄炎,視神経炎 ・血球貪食症候群 ・心筋炎,心膜炎 ・糸球体腎炎,ネフローゼ症候群

- 以下,代表的な合併症について概説する[4]。

①一過性無形成発作 (transient aplastic crisis)

- ウイルス血症期に一過性に赤血球系の造血が止められる。健常者では赤血球寿命が120日のため問題とならないが,赤血球寿命の短い先天性溶血性貧血患者(鎌状赤血球症,遺伝性球状赤血球症など)や,赤血球産生の低下している鉄欠乏性貧血患者では急激な重症貧血を起こす。
- 発熱,頭痛,腹痛,嘔吐,全身倦怠感を初発症状とし,その後Hb2～5g/dLと高度の貧血による顔面蒼白などから診断される。自然軽快するが,貧血に対しては輸血で凌ぐしかない。
- 感染性が強いため,院内における感染源として十分な注意が必要となる。妊娠中の医療従事者は接触させないようにすべきである。

②免疫不全者での赤芽球癆 (red cell aplasia)

- 免疫が低下している患者(化学療法や免疫抑制療法を受けている,臓器移植後,AIDS)が感染すると,ウイルスを排除できず数年間にわたり持続感染し,慢性骨髄不全をきたす。このときは赤血球系の貧血のみになる。

③胎児水腫,流産

- 妊娠9～20週では経胎盤感染を起こし,胎児が高度の貧血や心不全を起こして,胎児水腫や子宮内胎児死亡,流産に至る。
- 妊婦がヒトパルボウイルスB19に感染した場合,経胎盤感染を起こすリスクは30%であり,胎児水腫のリスクは10%以下と言われている。感染から胎児水腫発症まで約2カ月間かかるため,感染から10～12週間はエコーで胎児の状態をよく把握する必要がある。ただし,風疹感染と異なり胎児奇形をほとんど起こさないため中絶は勧められない。

診断方法

- 臨床症状と血清学的検査を組み合わせて診断する。前述したように、時として重篤な合併症を起こすこともあり、積極的に診断できるようにしたい。
- 問診で伝染性紅斑に罹患した小児との接触歴を聴取することは非常に重要である。潜伏期間を考えて発症の3週間前までさかのぼって確認したい。患者本人が接触したという自覚を持っていなくても、病院勤務者のように小児と接する機会の多い現場で働くこともリスクとなるため、職業も確認する。
- ウイルス血症の時期に血算異常をきたす。赤血球系の造血が止まることによる網状赤血球の著明低下が特徴的である。貧血はあっても軽度で、臨床的に問題となることは少ない。ウイルス感染として一般的な白血球減少や血小板減少を認めることもあるが、正常のこともある。
- 肝酵素上昇は数%～40%と報告によってばらつきがあるが、上昇したとしても2桁にとどまるなど軽度である。
- 免疫応答期には、低補体血症を呈することも多いが、これは免疫複合体が産生され補体が消費されるためである。一過性の低～中力価の自己抗体も発現する。リウマトイド因子、抗核抗体(40～160倍のことが多い)、抗ds-DNA抗体などが陽性となりうる。
- ウイルス血症期に受診したとしても非特異的なウイルス感染の症状のみであり、ヒトパルボウイルスB19感染症と診断するのはおろか、鑑別に挙げるのも困難である。あえて特徴的所見を挙げるならば、前述したように網状赤血球の著明低下であるが、一般外来で感冒様症状を主訴とした患者に網状赤血球を測定すること自体が稀である。測定するとしたら、「りんご病の小児と接触したという明確な病歴がある」、「先天性溶血性貧血の患者である」場合に限られる。

他疾患との鑑別

- 他疾患との鑑別が必要になるのは、免疫応答期に受診した場合であろう。他のウイルス性関節炎(風疹、麻疹、B型肝炎、C型肝炎)、関節リウマチ、SLEが鑑別対象となる。風疹・麻疹との鑑別には皮疹の出かたやワクチン接種歴が重要になる。関節リウマチとの鑑別は、リウマトイド因子陽性となりうるため、X線での関節破壊の有無や、関節症状をフォローし自然軽快するかどうかで判断する。SLEに関しては分類基準を満たすこともあるため誤診しやすいが、急性の発症形式か否かは鑑別点となる。
- 免疫正常者ではヒトパルボウイルスB19-IgM抗体陽性であれば急性感染を意味する。EIA法の感度・特異度はともに90%以上である。感染7～14日後には上昇し、2～4カ月間持続陽性となる。IgM抗体のindexが1～2までだと偽陽性の可能性がある。
- IgM抗体が陽性となった数日後よりIgG抗体が上昇し、生涯にわたって陽性となる。

- リウマトイド因子や抗核抗体が存在すると半年以上IgM抗体が陽性となりうるため注意が必要である。その場合はPCRで確認する必要がある。
- 妊婦や免疫不全者では抗体産生能が低下しており偽陰性となることもある。
- 現在保険適用があるのは妊婦のIgM抗体の測定のみである。妊婦以外では、検査前確率を上げてから測定するようにしたい。
- 麻疹IgM抗体が偽陽性となることがあるが、これはヒトパルボウイルスB19感染によって麻疹特異的IgMが誘導されるためとされている[5]。自験例でも、皮疹をみて麻疹を疑ったところ、麻疹IgMが陽性となり麻疹と診断したが、後から関節症状が出現してヒトパルボウイルスB19感染の確定診断を得たことがある。麻疹以外にも、デングウイルス迅速検査が偽陽性となった例も報告されている[6]。臨床像を理解し検査前確率を上げておかないと、誤った診断につながってしまう。

> **Tips** ▶ 各ウイルス感染症の流行状況を把握しておくことは診断に大いに役立つ。全国の流行状況を確認する場合は国立感染症研究所が出している「感染症発生動向調査 週報（IDWR）」を、在任地での流行状況を確認する場合は各都道府県の感染症情報センターのホームページを参照するとよい。

- 症状・問診・診断に関して、小児と成人との比較を**表2**にまとめた。

表2 ヒトパルボウイルスB19感染症——小児と成人との比較

	小児	成人
皮疹	●顔はわりと明瞭："りんご病" ●四肢の皮疹に親が気づく	●淡い ●目立たない ●四肢や体幹が多い
全身症状	●軽い ●発熱のみ	●重い ●関節症状 ●リウマチやSLEと似ることもある
問診のコツ	●顔・四肢の発疹から始まることを念頭に聴取 ●四肢の皮疹を主訴とすることを念頭に聴取 ●周囲での流行について聞く	●子どもとの接触歴を聞く ●2週目に下肢の関節炎がみられることを念頭に聴取
診断	●流行状況と症状により診断	●症状とIgM抗体の測定値により診断

3 診断後の対応・経過観察

- 予後良好であり対症療法を行う。関節症状が強ければNSAIDsを用いる。
- 関節症状は1～2週間、長くても3週間以内で軽快するが、症状がつらくて入院する

例もある．時に慢性化して数カ月〜数年続くこともあるとされている．
- 感染性のあるウイルス血症期に診断することはきわめて困難なので，感冒様症状を呈した患者には周囲への感染予防として，手洗い・マスク着用といった一般的な指導を常日頃から行うよう心がけたい．

まとめ

▶ 典型的な臨床像を知らないと他のウイルス感染や自己免疫疾患と見誤ることの多い疾患である．まずはnatural courseを頭の中に入れておきたい．

▶ 目の前の患者さんが関節リウマチかも，SLEかも，と思ったときに必ずパルボウイルスも鑑別に挙げる癖をつけておくと見落としが減る．

文 献
1) 山田秀人：IASR. 2016；37：7-8.
2) 永井洋子, 他：感染症誌. 2009；83(1)：45-51.
3) Waza K, et al：Intern Med. 2007；46(24)：1975-8.
4) Young NS, et al：N Engl J Med. 2004；350(6)：586-97.
5) 要藤裕孝：医と薬学. 2016；73(2)：157-74.
6) Izumida T, et al：Intern Med. 2016；55(10)：1379-82.

コラム　ウイルス感染なのにリウマチと間違えられる？

▶ パルボウイルスのほかにも，ウイルス感染であるのに関節リウマチと間違えられてしまうものがある．たとえばチクングニアウイルス（chikungunya virus）である．

▶ チクングニア熱は，チクングニアウイルスを持った蚊（ネッタイシマカ・ヒトスジシマカ）に刺されることによって生じる感染症で，病名は「激しい痛みで体を折り曲げながら歩く様子」を意味するアフリカの言葉から来ている．原因ウイルスは，チクングニアウイルスで，チクングニアウイルスを持っている蚊に刺されることによって感染する．ヒト−ヒト感染はない．ヒトスジシマカは日本にも生息するため，国内感染にも注意が必要である．

▶ 症状は，典型的には，蚊に刺されてから3〜7日の潜伏期の後，発熱，皮疹，関節痛がみられる．急性症状が軽快した後も，数週間〜数カ月（場合により数年）にわたって小関節・中関節を含む全身の関節痛や腫脹・圧痛が続くことがあり，この点が関節リウマチと似ている．左右対称で，手首，手指，足首，足趾の関節にみられることが多い．しかも，関節リウマチのような滑膜肥厚や骨髄浮腫，腱鞘炎なども呈し，それこそ「血清反応陰性のリウマチ」の病像となってしまう可能性がある．

文 献
1) Miner JJ, et al：Arthritis Rheumatol. 2015；67(5)：1214-20.

——— 金久恵理子

A ウイルス感染症

6 風疹ウイルス

POINT
- 成人風疹の臨床像を理解する。
- 皮疹の経過，リンパ節腫脹の部位を意識して病歴・身体所見をとる。
- 麻疹よりも軽症例が多いが，先天性風疹症候群という重大な合併症を起こしうる疾患である。

1 風疹の臨床像

疫学

- 風疹は1990年代前半までは約5年ごとに流行していた。2004年に全国的な流行があったが，近年で記憶に新しいのは2012～2013年の大流行(感染者数は約15,000人)であろう[1]。この大流行がなぜ起こったかを理解するためにも，風疹予防接種制度の変遷(下記)を知っておくとよい。
- 1977年8月から女子中学生を対象に風疹ワクチンの定期接種が開始。
- 1989年4月より生後12～72カ月までの男女児を対象にMMRワクチン(麻疹・ムンプス・風疹混合ワクチン)の接種が開始。しかしムンプスワクチン株による無菌性髄膜炎が多発したことから，1993年5月よりMMRワクチンは中止となった。
- 1995年4月から生後12～90カ月までの男女を対象に風疹ワクチン接種が再開。また，経過措置として2003年9月までの期限つきで男女の中学生にも接種が行われた。
- しかし中学生の接種率が低かったため，2001年11月～2003年9月までの期間限定で，1979年4月2日～1987年10月1日生まれの男女全員を対象に定期接種が受けられるようになった。だが，対象者への周知が十分図られなかったため，接種率上昇にはつながらなかった。
- 2006年4月からMRワクチン(麻疹・風疹混合ワクチン)の定期接種が導入され，同年6月より2回接種(1歳，小学校就学前の1年間の幼児)となった。
- また，2008～2012年度に臨時で中学1年生と高校3年生相当年齢の者に対して2回目のMRワクチン定期接種の機会が与えられた。ただし，高校3年生相当年齢の接種率は大都市圏で低かった。

- まとめると，①1962年4月2日〜1979年4月1日生まれの男性は小児期の定期接種の対象外，②1979年4月2日〜1990年4月1日生まれの男女は接種率が低いか1回接種で抗体が確実についていない，という状況であった。
- このため，2013年時点で35〜51歳の男性および24〜34歳の男女の風疹に対する抗体保有率は低下した。そして2011年にベトナムなどのアジア地域で大規模な流行が起こり，海外からの帰国者がウイルスを国内に持ち込み，主に大都市圏での大流行につながったのである。
- 流行が収束してから抗体保有率は上昇したのであろうか？ 2016年度感染症流行予測調査の結果，成人の抗体保有率は，女性ではすべての年齢群で90％以上であったが，成人男性では36〜58歳で80％前後にとどまっている。
- 感染経路としては，上気道粘膜よりウイルスが排泄され，飛沫感染を起こす。その感染力は麻疹の1/3〜1/2であるが，季節性インフルエンザウイルスより数倍高い。
- 潜伏期間は約14〜21日間である。
- 5類感染症である。

全体の臨床像

- これまで教科書的には，風疹は「三日はしか」と称されていた。小児例では麻疹よりも経過が短く，軽症例が多いことがその名の由来である。皮疹は発熱とともに丘疹性紅斑が全身に広がるが，癒合せず落屑や色素沈着も残さずに3〜5日程度で消退すると言われていた。
- 一般的な三徴は発熱，皮疹，頸部リンパ節腫脹である（臨床経過は**図1**参照）。
- しかし先述の2012〜2013年の大流行によって，成人風疹の臨床像についての知見が集積され，これまでの教科書的記述，すなわち小児例とは異なる点（特に皮疹に関して）も明らかになった（**表1**)[2〜4]。

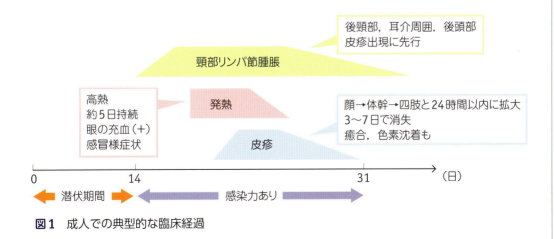

図1 成人での典型的な臨床経過

表1 小児と成人での臨床像の違い

小児（教科書的な記述）	成人
麻疹よりも軽症である	○ ただし症状が強くて入院する例もある
顔面から皮疹が始まり全身に広がる	○ 24時間以内に広がる点が麻疹との鑑別点になる
麻疹と異なり皮疹は癒合しない，色素沈着を残さずに消退する	× 癒合したり色素沈着を残すことが多い
皮疹は約3日間で消退する	△ 3〜7日間程度続く

（文献2〜4を参考に作成）

2 各論

症状・症候

- 発熱は約90％に認められ，皮疹に先行する。37℃台のこともあれば38℃以上の高熱を認めることもある。発熱の持続期間は平均約5日間であるが，ウイルス血症による倦怠感，頭痛，咽頭痛，咳嗽，消化器症状などの症状を伴い，食事摂取困難となって入院する例もある。

- 皮疹は，出現初期は径数mm大の淡い紅斑や紅色丘疹だが，経過中に麻疹と見紛うような赤みの濃い，強い皮疹となり，癒合・紅潮化した後，時に色素沈着を残す。瘙痒感も伴うことがある。顔面から始まり24時間以内に体幹→四肢近位→四肢遠位に広がり，2日目には顔面から消退しはじめる。このため，診察時に顔の皮疹が認められない，もしくは見落とすくらい淡い状態のこともある。患者本人が顔の皮疹を認識できていないことも多い。

- そしてこの皮疹の経過スピードが麻疹との鑑別点になる。「一気に全身に広がり，速やかに消退しはじめる」のが風疹である。持続期間は麻疹よりも短いが，3日未満のことは少なく，3〜7日間のことが多い。

- 頸部リンパ節腫脹は約90％とほぼ必発であり，後頸部・後頭部・耳介前後部にみられやすい。「後ろの領域」に多いのが他のウイルス性疾患とは異なる，風疹に特徴的な所見である。皮疹の出現する数日前から腫脹しはじめ，3〜6週間持続する。自験例では"耳の後ろが腫れてきて痛い"ことを主訴に受診し，数日後に皮疹を認め風疹と診断したこともある。

- 三徴以外に風疹で特徴的な点として，眼球結膜充血を高率に認める。眼脂や眼痛は伴わないことが多い。また，軟口蓋の点状出血・毛細血管拡張（Forchheimer spots）を認めることがある。

- 関節リウマチに類似した手指・手首・膝の対称性多関節炎を起こすことがあり，その

頻度は約20～30％である。関節症状は皮疹出現と同時～数日後に出現し，数日で改善することもあれば1カ月程度持続することもある。女性のほうが男性より起こりやすい。
- ウイルスは皮疹出現の約1週間前から排泄され，排泄期間は約1～2週間とされている。解熱すると排泄されるウイルス量は激減し，急速に感染力は消失する。

合併症

① 先天性風疹症候群 (congenital rubella syndrome; CRS)
- 風疹感染における最も重大な合併症である。妊娠20週頃までの妊婦が感染すると胎児にも経胎盤感染をきたし，先天性白内障・難聴・心奇形・精神発達遅滞などを呈する。
- その発症率は妊娠週数によって変わり，妊娠1カ月で50％以上，2カ月で35％，3カ月で18％，4カ月で8％程度である[5]。
- 妊婦の風疹発症時期によっても生まれてくる児の障害は異なり，妊娠2カ月までは視力障害・心疾患・難聴いずれも起こりうるが，それ以降では難聴が多い。
- 風疹が流行するとCRSも増え，2012～2014年の本邦でのCRS報告数は45例であった[6]。妊婦で風疹を疑った場合，過度に不安をあおらず，産科の主治医と連携し対応する。
- CRSの根本的な治療法はなく，風疹ワクチンの接種率を高めることがCRSを防ぐ重要な手段である。

② 脳炎
- 2012年の流行期に痙攣重積発作を呈した成人男性の髄膜脳炎の一例[7]が報告されていたが，発症頻度は約1/6,000人と稀である。皮疹出現から1週間以内に起こりやすい。
- 小児より成人のほうが多く，一般的に予後は良好である。

③ 血小板減少性紫斑病
- 発症頻度は約1/3,000人とされている。風疹ワクチン接種後の発症も報告されている[8]。
- 皮疹出現後2～14日に発症する。急性型が多く，慢性型には移行しない。

診断方法

- 一般的にウイルス性疾患を診断するにあたっては，その流行状況がおおいに参考になる。しかし，流行しているという情報がないからといって，その疾患の可能性を捨てることはもちろんできない。風疹患者自身が「熱が出て，顔に赤いブツブツができて，首回りが腫れている」という典型像を訴えることは少なく，むしろ「熱や頭痛があって，なんとなく体がだるい」「熱が出て，風邪薬を飲んだら蕁麻疹が出た」「耳のあたりが痛い」などと多様な表現で訴えてくる場合も多い。

- では，どうすれば流行"前夜"に拾い上げることができるのか。そのためには，発熱・皮疹を呈する患者をみたら一度は風疹・麻疹ではないかと疑い，罹患歴・ワクチン接種歴を確認することが重要である。ただし，患者自身が「風疹にかかったことがある」「風疹ワクチンを接種している」と誤って記憶している場合もあるので注意する。
- その上で，皮疹の出方を聴取し，リンパ節腫脹の有無・部位を医師から確認する。顔面から皮疹が始まっていれば風疹・麻疹の可能性が高い。前述したように，風疹は皮疹の消退が早く，顔面に皮疹が出ていたことを患者本人が気づいていない場合や，「うっすら顔が赤かった」程度の認識しか持っていない場合もある。
- 麻疹以外の鑑別疾患として，成人のヒトパルボウイルスB19感染症，薬疹が主に挙げられる。薬疹の場合は，顔ではなく体幹から皮疹が出現する（☞**2章B1，2**）。

検査

- 一般血液検査は診断にはあまり役立たない。白血球数は減少～正常（成人27例の報告では2,000～8,300/μL [2]），異型リンパ球が出現することがある。血小板数は減少を認める。肝炎所見も認めるがAST，ALTの上昇は2桁にとどまることが多い。これらはいずれもウイルス感染でよくみられる所見である。
- 確定診断には血清学的検査が有用である。EIA法もしくはHI法（赤血球凝集抑制法）を用いる[9]。風疹IgM抗体は皮疹出現日だと陽性率50%であり，皮疹出現5日後にほぼ全例で陽性となる。このため初回のIgM抗体検査が陰性であっても風疹を否定する根拠にはならない。また，IgM抗体が約6～8週間弱陽性を維持することがあり，陽性であっても必ずしも最近の感染を意味しない。
- 判断に迷う場合はペア血清をとり，風疹IgG抗体の陽転もしくは有意上昇（EIA法で2倍以上，HI法で4倍以上）を確認する。
- 麻疹IgM抗体が偽陽性となることもあり，修飾麻疹と見誤る可能性がある。この場合は，麻疹・風疹それぞれのIgM・IgG抗体のペア血清をとるか，保健所に麻疹疑いとして届け出て，PCR法により咽頭ぬぐい液および尿から麻疹ウイルスが検出されるかを確認する。

> **Tips　国内における風疹流行は今後も起こりうるのか?**
> ▶ 2012～2013年ほどの規模ではないかもしれないが，流行は起こりうる。
> ▶ 東南アジアやアフリカでは風疹の予防接種制度が確立されていない国があり，数年ごとに流行が繰り返されている。流行国で感染した帰国者が国内にウイルスを持ち込むというシナリオは今後も十分に想定される。その場合は抗体保有率の低い1962年4月2日～1979年4月1日生まれの男性を中心に感染すると予想され，小児の疾患というより「中高年男性の疾患」となっているかもしれない。意識を変えなければならない。

3 診断後の対応・経過観察

- 数日で自然軽快するものであり，対症療法を行う。発熱・倦怠感などの全身症状が強く入院を要する例もある。

感染拡大予防のために

- 学校保健安全法では皮疹が消失するまで出席停止の扱いとなっている。抗体検査の結果が判明するまで3〜7日かかるため，成人例でも皮疹が消失するまでは感染性ありとして自宅療養を指導することで，職場での感染拡大を防ぐ。また，周囲に妊婦がいるかどうかの確認は必ず行う。家庭内に妊婦以外で，風疹罹患歴や予防接種歴がはっきりしない者がいれば予防接種を強く勧める。
- 国立感染症研究所のホームページ（https://www.niid.go.jp/niid/ja/）には，「医療機関における風しん対策ガイドライン」も掲載されており，一読しておくとよい。

まとめ
- ▶ 発熱・皮疹を呈する患者では，流行状況にかかわらず風疹・麻疹を常にセットで鑑別に挙げるようにする。
- ▶ 風疹か麻疹かの区別は難しいことが多いが，皮疹の拡大・消退スピード，頸部リンパ節腫脹の部位，血清学的検査を組み合わせて判断する。そうすれば，風疹流行の"前夜"に見つけ出すことも可能である。

文 献

1) Ujiie M, et al：Lancet. 2014；383(9927)：1460-1.
2) 加藤博史, 他：感染症誌. 2013；87(5)：603-7.
3) 國松淳和：臨と微生物. 2014；41(3)：241-6.
4) 國松淳和：内科. 2015；116(6)：1097-101.
5) 加藤茂孝：先天性風疹症候群とは. 2013.（2018年1月閲覧）
   https://www.niid.go.jp/niid/ja/kansennohanashi/429-crs-intro.html
6) 国立感染症研究所：IASR. 2015；36(7)：117-9.（2018年1月閲覧）
   https://www.niid.go.jp/niid/ja/rubella-m-111/rubella-top/702-idsc/iasr-topic/5803-tpc425-j.html
7) 福島一彰, 他：IASR. 2013；34(4)：102-3.（2018年1月閲覧）
   https://www.niid.go.jp/niid/ja/iasr-sp/2250-related-articles/related-articles-398/3444-pr3982.html
8) Cines DB, et al：Semin Hematol. 2009；46(1 Suppl 2)：S2-14.
9) Lambert N, et al：Lancet. 2015；385(9984)：2297-307.

―――― 金久恵理子

A ウイルス感染症

7 麻疹ウイルス

POINT
- 強力な伝染力を持ち，一過性の細胞性免疫不全を引き起こし，合併症によって死に至ることもある「恐ろしい病気」である。
- 見逃してはならない疾患であり，感冒様症状＋結膜炎，もしくは発熱＋皮疹を主訴とした患者をみたら必ず麻疹を念頭に置く。
- 修飾麻疹という軽症例もあるが，まずは自然麻疹の典型的経過を理解する。

1 麻疹の臨床像

疫学

- 本邦では2007～2008年に10～20代を中心に流行したのが最後である。国内に土着する麻疹ウイルス株は2010年5月を最後に検出されておらず，2015年3月にWHO（世界保健機関）より日本は麻疹排除国であると認定された。
- 母体から経胎盤的に麻疹IgG抗体が移行するが，生後1歳でほぼ消失する。現在本邦では，1歳児と小学校入学前1年間の幼児を対象にMRワクチン（麻疹・風疹混合ワクチン）の2回接種が定期接種として導入されている。
- 2016年度感染症流行予測調査では，麻疹・修飾麻疹の発症予防の目安とされるPA（ゼラチン粒子凝集法）抗体価1：128以上を有しているのは，0～1歳および9～15歳を除くすべての年齢群で85％以上であった。
- 海外では麻疹が流行している地域もあり（2017年12月時点ではギリシアなどの西ヨーロッパで流行），国内への持ち込み例も確認されている[1]。そのような輸入例を契機に，抗体保有率の低い年代を中心に麻疹が集団発生した例も報告されている。今後もこのような例は起こると予想される。
- 感染経路は空気感染，飛沫感染，接触感染いずれもある。感受性者が感染したときの発症率は90％以上，つまり不顕性感染がほぼない。1人の感染者が周囲の感受性者9～18人に感染させるという，非常に強い感染力が麻疹の恐ろしさのひとつである。
- 潜伏期間は6～21日間（平均12.5日），最長で23日間という報告もある。
- 5類感染症ではあるが，2013年厚生労働省による麻疹の予防指針では，原則として

臨床診断後24時間以内に最寄りの保健所に届け出をし，血清IgM抗体測定およびPCR法の検体（咽頭ぬぐい液・尿・血液）の提出を求めている。

全体の臨床像

- 麻疹は成人例と小児例で臨床像に差があるのだろうか？ 2003年の報告[2]によると，成人麻疹群のほうが咽頭痛を訴える患者が多く，口腔内に粘膜疹を認めることが多いという点を除けば，症状に差がなかった。
- また，入院期間の有意差もなく，成人では重症感が強い印象（成人は発熱に弱く，ぐったりしてみえてしまうため）ではあるものの，客観的に成人例のほうが重症であるという指標はなかった。
- 自然麻疹の典型的な経過は，カタル期（前駆期），発疹期，回復期に分けられる（図1）。

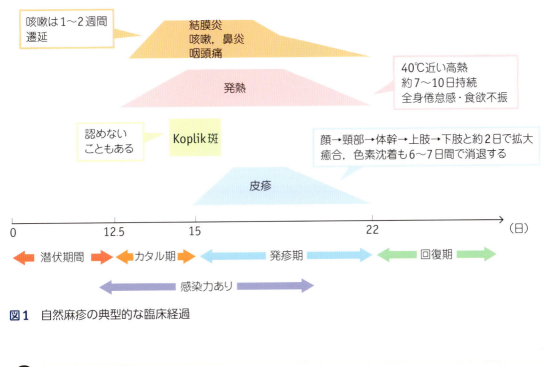

図1 自然麻疹の典型的な臨床経過

2 各論

症状・症候

- 発熱，倦怠感，食欲不振が出現し，咳嗽，鼻汁，咽頭痛，結膜炎症状（眼球結膜充血や眼脂）が続く。発熱は39〜40℃台と高熱を呈することが多く，全経過を通しての有熱期間（37.0℃以上）は7〜8日間である。
- Koplik斑は下顎臼歯側面の頰粘膜に出現する，やや隆起し紅暈に囲まれた白色の径

1〜3mmの小白斑である。"周囲が発赤している"という点が重要であり，そうでない場合はFordyce（フォアダイス）斑あるいは顆粒（異所性脂腺）である。Koplik斑はカタル期の後半，皮疹が出現する1〜2日前に認められ，12〜72時間で消える。診断的価値は高いので必ず所見を探しにいくようにすべきだが，認められない例もあることに留意したい。また，ヒトパルボウイルスB19感染症やエコーウイルス感染症で認めたという報告例もある[3]。

- 口腔粘膜の発赤や，硬口蓋に点状出血を認めることもある。小児よりも成人に認めやすい。
- 皮疹は発熱の3〜4日後より出現する。当初は淡紅色扁平であるが，しだいに皮膚面より隆起した濃紅色の丘疹となる。
- 顔面（特に耳介後部・前額部）→頸部→体幹→上肢→下肢へと約2日かけて拡大していく。手掌や足底にも皮疹を認める。
- 顔面・体幹・四肢の皮疹も癒合し，7日目あたりから消退傾向となり，程度に差はあるが色素沈着や落屑を残す。このように，風疹よりも「ゆっくり」拡大していくことが麻疹の特徴である。
- なお，皮疹が出現する前に熱が1℃程度下降し，半日くらいで再度高熱が出る，という二峰性の発熱を呈するとされているが，成人麻疹49例の検討[4]においてそのような経過を確認できたのは1例にとどまっており，「発熱が二峰性でないから麻疹ではない」という判断はしないほうがよい。
- 発疹期に頸部リンパ節腫脹も認められるが，風疹のような局在性はない。
- 合併症がなければ，皮疹出現後7〜10日で軽快する。咳嗽は1〜2週間遷延する。
- その一方で，肺炎，脳炎，心筋炎などを合併して死に至ることもある。
- 感染力があるのは，皮疹出現の5日前〜皮疹出現の4日後までとされている。

修飾麻疹との違い

- 麻疹診療の難しさとして，修飾麻疹の存在がある。これは，麻疹ワクチンで獲得した免疫が減弱した人（secondary vaccine failure），麻疹ワクチンで十分な抗体が獲得できなかった人（primary vaccine failure），母体の移行抗体が残っている乳児，麻疹ウイルス曝露後にγグロブリン製剤を投与された人にみられることが多く，残存免疫により，その名の通り症状が「修飾」される。
- 麻疹の症状との違いは，潜伏期間が14日以上になる，カタル期やKoplik斑がない，平熱または37℃台にとどまる，皮疹は体幹や四肢末端から始まる，もしくは四肢末梢に限局する，紅斑ではなく膨疹のみのこともあり，癒合傾向や色素沈着を欠くことが多い，などである。
- 要は自然麻疹と比べて軽症である。皮疹の出現の仕方を除くと，軽症であるが故に風疹と鑑別するのも困難である。ペア血清もしくはPCR法による麻疹ウイルス遺伝子

の検出で確定させるしかない。また、感染力は通常より弱いが、感染源とならないわけではない。

合併症

- 麻疹に感染すると一過性の細胞性免疫不全を起こし、二次性の細菌・ウイルス感染のリスクが上がる。その期間は数週～数カ月間と考えられていたが、最近の研究では最長2～3年間続くのではないかと推測されている[5]。
- 合併症としては下痢、中耳炎、肺炎が多いが、重症なのは肺炎と脳炎である（**表1**）。
- 合併症を起こすリスクは約30％と言われている。健常者における死亡率は0.1～0.2％である。
- 合併症を起こしやすいのは、乳幼児、20歳以上の成人、妊婦、免疫不全者、ビタミンA欠乏を伴う栄養不良児である。

表1　麻疹の合併症

中枢神経	・急性脳炎 ・急性散在性脳脊髄炎（acute disseminated encephalomyelitis；ADEM） ・亜急性硬化性全脳炎（subacute sclerosing panencephalitis；SSPE） ・麻疹封入体脳炎（measles inclusion body encephalitis；MIBE）
頭頸部	・中耳炎：若年者に多い ・角結膜炎 ・クループ ・歯肉口内炎
心臓	・心筋炎 ・心外膜炎
肺	・ウイルス性／細菌性肺炎 ・巨細胞性肺炎 ・結核
消化器	・細菌／原虫による下痢
妊婦	・低出生体重児、子宮内胎児死亡、自然流産

①肺炎

- 5歳以下の小児と20歳以上の成人に起こりやすい。
- 小児では麻疹の合併症の中で最も死亡率が高い。
- 二次性のウイルス・細菌性肺炎が多いが、麻疹ウイルスの持続感染によるHecht's巨細胞性肺炎もあり、これは予後不良である。
- 細胞性免疫障害による結核の発症も起きうる。

②急性脳炎

- 成人に多く、思春期以降の麻疹による死因としては肺炎よりも多い。
- 麻疹の重症度と脳炎発症に相関はない。

- 発症頻度は約1/1,000例である。皮疹出現後5日頃に発症するのが一般的である。
- 発熱，頭痛，嘔吐，項部硬直，意識障害，痙攣をきたす。
- 約25%に後遺症を残し，急速進行例や致死例は約15%である。

③急性散在性脳脊髄炎（ADEM）
- 感染に対する自己免疫応答によって生じる。
- 約1/1,000の頻度で起こる。数日〜数週間で発症する。
- 発熱，痙攣，神経学的異常（失調，不随意運動，脊髄炎症状）をきたす。
- 死亡率は約10〜20%であり，他のウイルスによるADEMよりも高い。

④亜急性硬化性全脳炎（SSPE）
- 変異した麻疹ウイルスが中枢神経系に持続感染することで生じる。
- 発症頻度は1/10,000〜1/100,000である。
- 麻疹罹患5〜10年後に起こる。2歳未満での麻疹罹患がリスクになる。
- 記憶力低下，行動異常，性格変化，痙攣などを初発症状とし，痙攣，進行性の知能・運動障害をきたし，数年の経過で死に至る。

⑤麻疹封入体脳炎（MIBE）
- 臓器移植を受けた小児，HIV患者で報告されている。急速進行性で死亡率が高い。

診断方法

- 麻疹は感染力が強いため見逃してはならず，むしろ過剰診断は致し方ない疾患である。ただし，麻疹と間違いやすい疾患，特に，風疹，成人ヒトパルボウイルスB19感染症，薬疹との違いは頭に入れておいたほうがよい。
- カタル期に受診した場合は，非特異的ウイルス感染の症状が中心であり感冒と間違いやすい。だが，結膜炎症状は高頻度で認められるため，感冒様症状＋眼球結膜充血を呈している患者をみたら麻疹ではないかと疑うようにしたい。その上で口腔内の診察をしてKoplik斑を認めたらより可能性が高くなる。
- 発疹期に受診した場合は，風疹の項でも述べたように，麻疹と風疹を必ず念頭に置く。罹患歴・ワクチン接種歴・周囲での集団発生の有無，そして特に麻疹の場合は渡航歴も確認する。
- 皮疹が顔面から始まったのかを聴取し，顔面以外から始まったという確かな病歴が得られたら両者の可能性は下がる。
- 病初期では風疹なのか麻疹なのかまで鑑別することは困難であり，その必要性も乏しい。経過を追うと，皮疹の拡大スピードや後頸部リンパ節腫脹の有無などである程度鑑別ができる。ただし，修飾麻疹ではそれすら困難であり，最終的には血清学的検査に頼ることになる。

検査

- 血液検査では白血球減少，特にリンパ球減少が特徴的である。これは末梢血のリンパ球がリンパ組織に再分布するためとされている[5]。異型リンパ球も出現することがあるが，特に白血球数の回復期に認める。血小板減少も認める。
- 肝炎所見も認める。AST，ALTの値は2桁にとどまることが多いが，3桁（200 U/Lくらい）となることも稀ながらある。
- 抗体検査はEIA法またはPA法（ゼラチン粒子凝集法）を用いる。麻疹IgM抗体は皮疹出現から約4日後にほぼ全例で陽性となる。皮疹出現後3日以内では陽性率が75%にとどまる，つまりカタル期～発疹期前半はIgM抗体が陰性でも麻疹を否定できない。皮疹出現から約1～3週間でIgM抗体はピークに達し，6～8週間かけて陰性化する。
- 麻疹以外のウイルス感染でも交差反応で麻疹IgM抗体の偽陽性をきたすため，麻疹と誤診しやすい。ヒトパルボウイルスB19，風疹，HHV-6，HHV-7，EBV，CMV，デングウイルスなどが知られている。偽陽性だと抗体価が低値である。
- 麻疹IgG抗体は皮疹出現から7日後以降に検出され，14日後にピークに達する。
- 修飾麻疹では急性期でもIgM抗体陰性，IgG抗体陽性（著明高値のことも）となることがある。PCR法が陰性の例もある。
- このようにシングル血清だけでは判断がつかないことが多いため，PCR法と，IgM・IgG抗体のペア血清をとり判断することになる。
- 麻疹ウイルスRNAは咽頭ぬぐい液・尿・血液のPCR法によって，IgM抗体が陽性化する前から検出できる。保険適用はないが，保健所に届け出をした時点で検体をとりにきてくれるので，地方衛生研究所で測定してもらうことができる。
- 最後に，麻疹と風疹の比較を**表2**にまとめたので参照されたい。

表2 風疹と麻疹の比較

風疹		麻疹
飛沫	感染形式	空気
14～21日	潜伏期間	6～21日
38℃台が多い	発熱	39～40℃の高熱
顔から始まる 24時間以内に拡大	皮疹	顔から始まる 約2日かけて拡大
眼球結膜充血 後頸部リンパ節腫脹 咳嗽	その他の症状	眼球結膜充血 上気道症状 Koplik斑
関節炎 先天性風疹症候群	合併症	下痢，中耳炎，肺炎，脳炎
減少～正常	白血球	減少

> **Tips**
> ▶ 日々の診療で，海外渡航歴の聴取は行っているだろうか。渡航歴の有無によって鑑別診断が大きく変わることもある。輸入感染症は発熱・下痢・皮疹を主訴として受診することが多いため，いずれかの症状を呈している場合には必ず聴取するようにしたい。
> ▶ 渡航地として留意すべきなのは，東南アジア・南アジア，サハラ以南のアフリカ，南米である。ただしそれ以外の地域でも特定の感染症が流行していることがあり，流行情報はFORTH（厚生労働省検疫所）のホームページで確認することができる。

3 診断後の対応・経過観察

- 特異的な治療はなく対症療法を行う。細菌感染を合併した場合は抗菌薬を投与する。
- 小児ではビタミンAの大量投与が重症化を防ぐとして推奨されているが，成人ではエビデンスがない。

感染拡大予防のために

- 学校保健安全法では，解熱後3日経過するまで出席停止の扱いである。
- 麻疹が疑われる患者が外来受診した場合，直ちに個室隔離する。空調が独立した個室でないと意味がない。詳しくは，国立感染症研究所感染症疫学センターから出されている「医療機関での麻疹対応ガイドライン」を参照してほしい。
- 感受性者が患者と接触した場合，接触後72時間以内であれば麻疹ワクチンの接種を，6日以内であればγグロブリン製剤を投与することで，発症予防あるいは発症しても軽症化できる可能性がある。

まとめ
▶ 国内では排除状態にある麻疹だが，今後も海外からの持ち込み例を契機に流行することが予想される。その場合，ワクチン接種歴のある者でも修飾麻疹という形で発症する可能性があり，臨床診断が困難となる。
▶ まずは自然麻疹の経過を熟知し，どのような症状で麻疹を疑うべきかを理解し見逃さないようにしたい。

文献
1) 高橋琢理, 他：IASR. 2014；35(4)：98-100.
2) 高山直秀, 他：感染症誌. 2003；77(10)：815-21.
3) Zenner D, et al：J Infect Dev Ctries. 2012；6(3)：271-5.
4) 種瀬朋美, 他：臨皮. 2009；63(7)：452-7.
5) Moss WJ：Lancet. 2017；390(10111)：2490-502.

――― 金久恵理子

A ウイルス感染症

8 デングウイルス

POINT

▶ 海外渡航歴の聴取が重要であるが，2014年首都圏でみられたような国内感染例が今後みられる可能性もあるため，発症時期や症状が合致すれば海外渡航歴の有無にかかわらず本疾患を疑う。

▶ 発症当初は皮疹や顕著な血球減少など特徴とされる症状，検査所見がみられない，あるいは軽度の変化にとどまることが多いため，疑わしい症例については経過をフォローし，随伴症状や検査所見の変化を観察する。

▶ 治療は支持療法が中心だが，重症例では血管透過性の亢進が顕著となり，細やかな輸液管理が必要となる。

▶ 疫学情報が非常に重要な疾患であり，診断した場合は届け出を忘れないこと。

1 デング熱の臨床像

全体の臨床像

- デング熱はフラビウイルス科（*Flaviviridae*）に属するデングウイルス（*Dengue virus*）の感染によって生じる蚊媒介感染症である。
- 東南アジア，南アジア，アフリカ，中南米を中心とする熱帯，亜熱帯地域で流行している（図1）[1]。都市部の短期滞在でも感染のリスクがあるとされ，観光旅行やビジネス目的の渡航で屋外でのアクティビティに参加していない場合でも感染の可能性がある。
- 主な媒介蚊はヤブカ属のネッタイシマカ（*Aedes aegypti*）またはヒトスジシマカ（*Aedes albopictus*）である。雨期に流行することが多く，感染が推定される国によって流行時期が異なる。日本における媒介蚊はヒトスジシマカである。
- デング熱は血清型によって1〜4型に分類され，毎年異なる血清型が流行する。過去に感染したデングウイルスと異なる血清型のウイルスに感染した場合は重症化しやすいとされる。

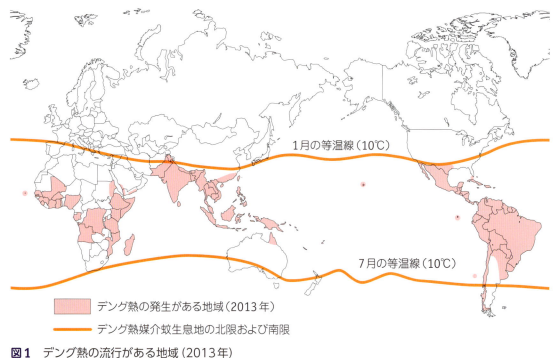

図1 デング熱の流行がある地域（2013年）

（文献1より引用）

疫学

- 世界で年間3億9,000万人が感染するとされるが，そのうち50〜80％は不顕性感染であり，実際に症状を呈するのは約9,600万人/年とされる。
- 本邦における輸入感染例は2008年に100例を超え，2012年には報告数が200例を超えるなど近年増加傾向がみられている[2]。医療機関における認知が広まり診断されるケースが増えたという背景もあると思われるが，世界的にも報告数は増加している。ただし，現在もなお「非特異的な」ウイルス感染症として対処され，未診断のケースも相当数あるものと思われる。
- 国内での感染については，第二次世界大戦後，アジア方面から多数の軍人が復員した1945年以降国内感染例の報告がなかった。しかし，2014年8月に都内の公園を中心とした国内感染例が相次いで確認され，最終的に国内感染例は同年162例を数えた。国内で感染した患者の大半は代々木公園（東京都）周辺への訪問歴があり，同公園周辺の蚊に刺咬されたことが原因と推定された。
- 2020年には東京オリンピックの開催が予定され，ますます人の往来が増えることが予想される。今後も2014年と同様の国内感染が発生することは想像に難くなく，症状が合致すれば海外渡航歴の有無にかかわらず本疾患を疑う必要性が生じている。

2 各論

症状・症候

- デングウイルスを媒介する蚊に刺されてから2～15日，多くの場合3～7日で発症する．症状経過は有熱期，重症期，回復期に分けられる．
- 有熱期には急性に38℃を超える発熱や頭痛，筋肉痛，関節痛などが出現する（**表1**）[3]．頭痛は眼痛あるいは眼窩痛（目の奥の痛み）と自覚されることもあり，比較的特徴的な症状である．下痢，悪心，嘔吐などの消化器症状も低頻度だが伴うことがあり，安易に「腸炎」と結論しないようにしたい．
- 関節痛は他覚的な所見に比して強く，"break bone disease"の異名がある．腫脹などの他覚的な所見を伴う関節炎は呈さないとされる．
- 皮疹は初発症状としては少なく，他の症状に遅れて解熱する頃に出現することが多い．実際には重症期あるいは回復期の症状として観察されることが多い．
- 白血球減少，血小板減少が特徴的だが初診時にはさほど目立たず，解熱までじわじわ下がり続ける，というイメージを持っておく．
- 重症期は当初の高熱が下がる頃，発症から3～7日目に始まる．すべての罹患者に重症化サインが現れるわけではなく，典型的には小児や若年成人でみられやすいとされる．重症化サインは①腹痛・腹部圧痛，②持続的な嘔吐，③胸腹水，④粘膜出血，⑤無気力・不穏，⑥肝腫大，⑦ヘマトクリット値の増加（20％以上，同時に急速な血小板減少を伴う）の7項目である[4]．
- 全身的な血漿漏出，出血傾向がみられ，ショックや臓器障害への注意が必要となる．血管内ボリュームの低下はまず脈圧に反映されるため，収縮期血圧が維持されていても脈圧が20mmHg以下に低下する場合は要注意である．腹痛やヘマトクリット値上昇も血漿漏出の結果，出現する．出血傾向については粘膜出血や20,000/μL以下の血小板減少が観察されることがある．
- 出血傾向について，デング熱の診断上しばしば言及されるのがターニケット試験（tourniquet test）である．血圧計のカフを腕に巻き収縮期血圧と拡張期血圧の中間値で5分間圧迫した後に，1インチ四方の中に10箇所以上の点状出血が出現すれば陽性とされる．このように厳密な検討でなくても繰り返し血圧を測定しているうちに

表1 国内感染デング熱患者（162名）の症候・検査所見

症候・検査所見	頻度（％）
発熱	99
血小板減少	78
白血球減少	78
頭痛	72
発疹	48
全身の筋肉痛	22
骨関節痛	18

（文献3より改変）

測定後の出血斑に気づかれることもある（図2）。
- 重症期は一般に24〜48時間続く。
- 回復期になると血漿漏出や出血傾向は改善するが，それまでに相応の補液が行われていることが多く，refilling現象に注意する必要がある。
- 皮疹は有熱期の終盤，解熱する頃に現れやすい。典型的にはびまん性の紅斑にところどころ正常皮膚が島のように取り残されてみえる（図3）。

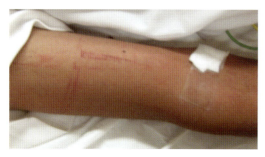

図2　デング熱患者にみられた出血斑
血圧測定後，カフを巻いていた部分に出血斑が出現している。

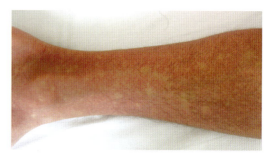

図3　デング熱による皮疹
びまん性に広がる紅斑の中に，ところどころ正常皮膚が島のように取り残されてみえる。

診断方法

鑑別について

- 教科書的には「他のウイルス性出血熱を鑑別」と記載されているが，実際には渡航先によって感染リスクは変わるので，渡航歴や各地域での流行情報をもとに検討することになる。国際的な疫学情報は厚生労働省検疫所のホームページなどで入手することができる。

> **Tips　疫学情報について**
> ▶ FORTH（http://www.forth.go.jp/）は厚生労働省検疫所が海外の感染症情報をまとめたサイトであり，渡航した国・地域で注意すべき感染症が潜伏期間とともに詳しく記されている。一般の渡航者が利用できるように作られているため，予備知識がなくても十分理解可能である。また，最新情報は新着情報欄において連日更新されている。本サイトがしばしば参照しているのが米国疾病管理予防センター（CDC）発行のYellow Book（https://wwwnc.cdc.gov/travel/page/yellowbook-home）であり，ここでは旅行医学に関連するすべての情報が網羅されている。

- チクングニアウイルスによるチクングニア熱はデング熱と同じヤブカ属によって媒介され，発熱，関節痛，頭痛，皮疹などデング熱に類似した症状を呈する。
- 潜伏期間は2〜12日で，多くは3〜7日間でありデング熱と同様である。

- 異なる点として，チクングニア熱ではデング熱に比して関節痛の頻度が高く，四肢遠位部を中心に対称性の関節腫脹がみられる。頻度としては手関節，足関節，手指，足趾＞膝＞肘＞肩の順に高い。ほとんどの症状は3～10日で消失するが，関節炎は数週～数カ月間遷延することがあるとされる。
- 一方，デング熱では腹痛や白血球減少，血小板減少，出血傾向の頻度がチクングニア熱と比較して高い。
- チクングニア熱は2006年以降，流行地からの輸入症例が年間5～10例程度報告されている。2018年1月時点で国内感染例の報告はない。
- 以上のほか，海外渡航歴の有無にかかわらず麻疹，風疹，インフルエンザ，(成人の)伝染性紅斑，急性HIV感染症，伝染性単核球症などのウイルス感染症が鑑別として考慮される。また，渡航先に応じて腸チフス，レプトスピラ症なども鑑別対象となりうる。

検査

一般血液検査

- 白血球減少，血小板減少が特徴的だが，初診時においては軽度の低下にとどまることが多い。回復期までじわじわと低下する。肝機能障害もしばしば伴うが，正常上限の2～5倍程度と比較的軽度の上昇にとどまることが多い。時に正常上限の5～15倍を超えて上昇することがあり，臓器障害が示唆される。CRPはほとんど上昇しない(あるいはごく軽度の上昇にとどまる)ケースが多い。
- 血漿漏出の程度については血液検査でもフォローを行う。ヘマトクリット値は血漿漏出に伴い上昇するので血管内ボリュームの評価に有用であり，血圧や脈圧，脈拍などとともに補液を行う上での指標となる。

遺伝子検査(RT-PCR)およびウイルス抗体価検査

- デング熱の診断には血清学的検査や遺伝子検査(RT-PCR)が用いられる(図4)[5]。
- 病期(発症からの日数)に応じて陽性となる検査が異なるため，検査解釈に注意する必要がある。RT-PCRによるウイルスの検出は発症後5日間までの期間陽性になるとされる。nonstructural protein 1 (NS1) 抗原を検出する迅速検査は発症後7日間程度陽性となる。初感染の場合NS1の感度は90%を超えるとされるが，過去に感染の既往がある場合，NS1の感度は低下する(60～80%)。
- IgM抗体は発症4日目以降に出現する。臨床経過がデング熱に合致する患者において単血清でIgM抗体の上昇が確認できれば臨床的にはデング熱の診断とみなしてよい。
- IgG抗体は初感染かどうかにより出現時期が異なる。過去に感染の既往がある場合は発症4日目以降の早期からIgG抗体が上昇するが，初感染の場合は発症7日目以降に出現し緩徐に上昇するとされる。

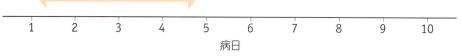

図4 デング熱診断のための各種検査 （文献5より引用）

- 迅速検査キットを有する医療機関は現状少ないと思われ，自施設に検査キットがない場合は国立感染症研究所あるいは各地方の衛生研究所へ検査を依頼する。

3 診断後の対応・経過観察

届け出

- デング熱は感染症法で4類感染症の全数把握疾患に分類されるため，診断した医師は速やかに最寄りの保健所へ届け出る必要がある。届け出の詳細については，厚生労働省ホームページ「感染症法に基づく医師の届出のお願い」[6]で最新情報を参照することが望ましい。

治療

- 治療は支持療法が中心となる。これまで述べてきたように重症例では血管透過性が亢進するため，循環動態維持のため十分な補液が必要となる。ヘマトクリット値が上昇する場合は輸液速度を速めるが，回復期にはrefillingに伴う溢水傾向（胸腹水，低ナトリウム血症）が顕在化する可能性があるため，細やかな管理が必要である。
- 出血傾向を助長する可能性があるため，解熱鎮痛薬としてはアセトアミノフェンを使用することが推奨される。

まとめ

▶ デング熱の病像についての理解は重要だが，最も大切なのは熱性疾患の診療において渡航歴を確認することである．デング熱も国内感染の流行が記憶に新しいとは言え，まずは渡航感染症のひとつであり，診断する上で渡航歴の正確な把握は欠かせない．

▶ 諸外国との往来が盛んな今日，デング熱を診断する機会はいわゆるトラベルクリニック以外でも多いと考えられる．もし自分の外来でデング熱を疑う患者と遭遇したらどう対応するか，検査の提出先などをシミュレーションしておくことは決して無駄ではない．能動的な備えがあってこそ，診断が可能となる．

文 献

1) 厚生労働省検疫所（FORTH）：感染症についての情報．デング熱．（2018年1月閲覧）
   http://www.forth.go.jp/useful/infectious/name/name33.html
2) 国立感染症研究所：IASR. 2015；36(3)：33-5．（2018年1月閲覧）
   http://www.niid.go.jp/niid/ja/id/692-disease-based/ta/dengue/idsc/iasr-topic/5461-tpc421-j.html
3) 国立感染症研究所：デング熱・チクングニア熱の診療ガイドライン．2015年5月22日．（2018年1月閲覧）
   http://www0.nih.go.jp/vir1/NVL/150522DENCHIKFClincGuide.pdf
4) WHO：Dengue Guidelines for diagnosis, treatment, prevention and control. 2009.
5) Simmons CP, et al：N Engl J Med. 2012；366(15)：1423-32.
6) 厚生労働省：感染症法に基づく医師の届出のお願い．（2018年1月閲覧）
   http://www.mhlw.go.jp/stf/seisakunitsuite/bunya/kenkou_iryou/kenkou-kekkaku-kansenshou/kekkaku-kansenshou11/01.html

〔佐藤達哉〕

B 薬疹

1 薬疹のoverviewとウイルス性発疹症との鑑別について

POINT
- 薬疹にはいろいろな種類の皮膚症状がある。
- 典型的なものと，重症・特殊型を押さえるとよい。
- 薬疹で多いのは斑状丘疹（maculopapular rash）と麻疹様発疹（morbilliform rash）。
- ウイルス発疹と薬疹の鑑別は難しい。

1 薬疹（drug eruptions）の分類・用語・疫学

- "drug eruptions"という語が一番広く括る語であり，これを「薬疹」と呼ぶことにする。
- 薬疹と言えば体幹・四肢に播種状に広がる斑状丘疹（maculopapular rash）または麻疹様発疹（morbilliform rash）を想起するであろうが（本邦ではこれを"紅斑・丘疹型"と呼ぶことがある），実際，薬疹にはいろいろな種類の皮膚症状がある（表1）。
- 中には全身症状を伴って症候群を成したり，やや特殊な重症病型をとったりするものがある。すなわち，一番ありふれたタイプである紅斑・丘疹型のほかに，蕁麻疹や血管浮腫，アナフィラキシー，皮膚型の小血管炎，紅皮症，Stevens-Johnson症候群（SJS）/中毒性表皮壊死症（TEN），多形滲出性紅斑，drug rash with eosinophilia and systemic symptoms（DRESS），固定薬疹，光線過敏症，水疱を形成するタ

表1 皮膚病変のタイプや病態・症候群の観点からみた薬疹の分類

- exanthematous：紅斑・丘疹型（maculopapular rash, morbilliform rash）
- 蕁麻疹
- 血管浮腫
- アナフィラキシー
- 皮膚型の小血管炎
- 紅皮症
- Stevens-Johnson症候群（SJS）/中毒性表皮壊死症（TEN）
- 多形滲出性紅斑
- drug rash with eosinophilia and systemic symptoms（DRESS）
- 固定薬疹
- 光線過敏症
- 水疱を形成するタイプ
- 膿疱を形成するタイプ〔急性汎発性発疹性膿疱症（AGEP）など〕

イプ，膿疱を形成するタイプ〔特にその重症型の急性汎発性発疹性膿疱症（acute generalized exanthematous pustulosis；AGEP）〕などがあり，多彩な表現型を呈する。これらはすべて，「薬疹（drug eruptions）」である。

- 薬疹の実に90％ほどが「発疹（exanthems）をつくる薬疹（drug eruptions）」である。これを"drug-induced exanthems"と言ったり，"exanthematous（morbilliform）drug eruption"と言ったりする。
- 紅いまだらや盛り上がりのある皮疹が，体や四肢に播種状に広がるタイプの薬疹が代表的であり，典型である。そして，この典型薬疹こそが，ウイルス性疾患（ウイルス性発疹症）と似ているため鑑別上問題となる。
- 発疹性の薬疹の次に多いとされるのが蕁麻疹で5〜10％であり，前述した多彩な表現型/タイプのほとんどは非常に稀である。
- ただし重症の薬疹，DRESS，SJS/TEN，AGEPの3つについては別途考慮しておく必要がある。これらは，日常的な診療においてウイルス疾患との区別で問題になることはない。ただし，生命に関わるかもしれない薬疹を病態単位でとらえておけば，診療現場で類似病態に遭遇した際に薬剤の関与を想起でき役立つため，稀だが重要な病型として後述する。

2 臨床面のoverview

- これをとらえるとき，2012年の"New England Journal of Medicine"の総説[1]が非常に有用である。この総説を参考として本項を記述したい。
- まず，薬疹が多い薬剤はアモキシシリン，アンピシリン，ST合剤，ペニシリンG，セファロスポリン系，エリスロマイシン，アロプリノール，ラモトリギンである。キノロンは未知数である。
- 後述するDRESSの被疑薬で有名なカルバマゼピンは，実はこれらよりも薬疹全体でみた場合の頻度は低い。
- まとめると，ペニシリン・ST合剤などの抗菌薬，アロプリノール，抗てんかん薬の順に頻度が高い。抗菌薬は上記の通りだが，抗てんかん薬ではラモトリギン，カルバマゼピン，フェニトインが多い。ただしこれは統計・集計上の頻度であって，たとえばNSAIDsでも皮疹が出ることがあるし，また患者にとっては「自分に合わない薬剤」が（他人はどうあれ）すべてである。つまり，薬疹は全薬剤で生じると考えておいたほうがよい。1,000人の新規使用で10人に発生するとの記述がある[1]。
- 既に述べたように，薬疹で多いのは斑状丘疹（maculopapular rash）と麻疹様発疹（morbilliform rash）で，全体の95％との集計もある。頻度としては蕁麻疹が続くが，そのあとに続くのは光線過敏症，固定薬疹がほとんどで，**表1**に挙げたその他の

- ものは薬疹としてはきわめて稀ということになる。重症薬疹自体が稀だが，このうち9割がⅣ型遅延アレルギーであるSJS/TEN，AGEP，DRESSであるとされるので，重症薬疹はこの3つを押さえておけばよい。
- 伝染性単核球症ではアミノペニシリン（アモキシシリン，アンピシリン，あるいはそれを含む抗菌薬）の使用により，ほとんどの患者でひどい薬疹を生じる。このときの薬疹はいわゆるexanthematousである。
- ただ，大半の薬疹は自然軽快し，症状も軽い。重症薬疹に関しては取り上げられ話題になりがちだが，発症は稀である。
- 薬疹は通常，広範囲で左右対称，性状は淡紅色～紅色で斑状あるいは丘状，中には麻疹のように癒合して斑状となることも多い。新規発症の対称的な発疹は薬疹も考える。発疹は体の部位により性状が異なることがある。体幹は紅色斑で融合する傾向，四肢は孤立性の斑状丘疹（要するにブツブツ）である。少々の不均一さは許容してよい。
- ほとんどの薬疹は急性に発症し，そして原因薬剤の曝露2日以内にピークとなり，中止すれば1週以内に消退する経過をとる。
- 薬疹における瘙痒の程度はまちまちで，ひどく痒いこともあれば痒くないこともある。発熱の有無に関しては，まちまちというよりわかりにくい。というのも，発熱するような疾患に罹患すれば投薬されるため，薬疹のリスクはそれだけで上がる。つまり臨床の現場では，たとえばウイルス感染などの本来の疾患の熱なのか，薬剤による熱（薬疹が出てしまったせいで出た熱）なのかわかりにくいケースが多い。ただ，純粋な薬疹において発熱はコモンである。
- また，薬疹の重症化の予測には発熱，粘膜症状，水疱形成，倦怠感の存在が有用であるとされる。原則これらは放置せず，医師が確認したほうがよい。
- まとめると，すべての薬剤で疑う必要があり，服用開始すぐに比較的広範な体幹・四肢中心の急発症の発疹をみたら薬疹の可能性が高い。ただし，服用中止で改善することが多く，予後も良好である。
- ウイルス性疾患を的確に見抜けば「抗菌薬」が不要となり，薬疹が最小限となる。特にA群溶連菌性咽頭炎との鑑別が問題となる伝染性単核球症を正確に疑うことができれば，（A群溶連菌性咽頭炎でしばしば処方される）アモキシシリンなどの処方を控えることができる。
- つまり，薬疹を知ることによってウイルス性疾患全体の診療がbrush upされる。

3 薬疹とウイルス性発疹症との鑑別について

- この鑑別は，実は非常に難しい。

ウイルス感染症の皮疹

- ウイルス性の感染症のうち，皮疹を呈するものは多い。表2[2)]に示すように，ウイルス感染症の皮疹は紅斑・丘疹型だけではない。単純疱疹，水痘，帯状疱疹，手足口病など水疱形成が前景に立つウイルス感染症もある。また，肝炎ウイルスなどでは皮膚症状の表現型が蕁麻疹となることもある。
- さて，これらの中で薬疹との鑑別が困難なもの，薬疹と紛らわしいものはどれであろうか。
- まず挙げられるのが「紅斑・丘疹型」の皮疹を呈するウイルス感染症である。多くのウイルス感染症は急性感染症であり，急に発症する。また，既に述べたように，exanthematousな薬疹も急に発症する。よってどちらも発疹が急に現れ，ウイルス性発疹症（特に播種状に紅斑・丘疹が出るもの）とexanthematousな薬疹はその病像が酷似する。
- 原則論の部分で鑑別はできないから，こういうときは各論的に攻めるしかない。この両者の鑑別の難しさは，先の"New England Journal of Medicine"の薬疹の総説[1)]

表2 ウイルス感染症のうち皮疹を呈するもの

紅斑・丘疹型	風疹 麻疹 伝染性単核球症（EBV） 伝染性紅斑（網状紅斑もある） 突発性発疹（HHV-6, 7） エンテロウイルス 　エコーウイルス（2, 4, 6, 9, 11, 16, 18） 　コクサッキーウイルスA（4, 5, 6, 9, 16） 　　　　　　　B（5） Gianotti症候群（HBV）・Gianotti-Crosti症候群（多種類）
水疱形成	単純疱疹（HSV-1, 2） 水痘・帯状疱疹（VZV） 手足口病 　コクサッキーウイルスA（4, 6, 10, 16） 　エンテロウイルス71
蕁麻疹	コクサッキーウイルスA（9） 肝炎ウイルス（A, B, C）
その他	伝染性軟属腫 HPV（疣贅など） HIV

（文献2, p236より転載）

でも強調されている。

- ■表3[1]は，その総説から引用・和訳して抜粋したものであるが，これは「発疹タイプの薬疹」の鑑別対象となる病態（主に感染症）のリストである。簡単な解説と鑑別上の特徴まで記述されている。また，同主旨の鑑別表が文献2の243頁にも掲載されており，これも必読と言ってよい。

表3 「発疹タイプの薬疹」の鑑別対象となる病態（主に感染症）のリスト

診断	疾患の解説と鑑別上の特徴
麻疹	●麻疹の皮疹は，発疹タイプの薬疹の皮疹の性状を表現するのに"麻疹様"とも言われるくらい薬疹と似ている。 ●薬疹との鑑別点として，麻疹の皮疹はしばしば頭頸部から起こり，他へ広がる点である。 ●熱，咳嗽，鼻汁，結膜炎の発症から数日たって皮疹が出現する。 ●Koplik斑の存在は麻疹の診断に有用である。 ●ワクチン接種している成人にも麻疹は生じうるが，それは原則古くて無効となったワクチンを接種された者か，不完全に接種された者である。
風疹	●麻疹に比べて症状はmild。 ●皮疹は麻疹と似るが3，4日でおさまる。 ●皮疹には熱，リンパ節腫脹，関節痛が随伴する。
突発性発疹	●幼児が3〜5日間の高熱を呈するが，すぐに消退するピンク色の皮疹が出てくる頃には通常解熱してしまう。 ●HHV-6が最も頻度の高いウイルスである。 ●成人がかかると，様々な皮疹と，場合によっては何カ月も続く発熱を伴いながら頸部リンパ節腫脹をきたしてくる。 ●皮疹は通常体幹から発症し，顔や四肢に広がっていく。
伝染性紅斑	●幼児では，発熱に特徴的な"りんごのほっぺ"を伴い，皮疹が全身にわたる前に熱が2〜4日間先行する。 ●皮疹は四肢近位（上腕など）から始まり，その後それより中枢（体幹など）や末梢（四肢遠位：前腕や下腿）に広がっていく。 ●皮疹はしばしばlivedo（網状皮斑）パターン。 ●成人の場合，小児ほど顔の皮疹の程度が顕著でない。 ●病態はヒトパルボウイルスB19の感染による。
伝染性単核球症	●思春期あるいは成人において，皮疹はアミノペニシリン投与と関連し，投与後3日以内に発症する。 ●伝染性単核球症から回復すれば，アミノペニシリン再投与でも皮疹は出現しない傾向にある。
急性GVHD	●皮疹は通常移植後2〜4週で起こる。 ●瘙痒感があり，皮疹は全身にわたり，発疹をきたすタイプの薬疹と臨床的に区別するのはしばしば難しい。
急性HIV感染症	●感染して1〜6週たったあと皮疹は急性に発症するが，それは通常発熱，倦怠感，筋痛，関節痛，リンパ節腫脹に伴う。 ●対称性の発疹で，顔や手掌，足底などにも病変をつくる。 ●口腔あるいは陰部のアフタ性潰瘍が起こることもある。
他のウイルス性発疹症	●原因となるウイルスは，エコーウイルス，コクサッキーウイルス，トガウイルス，その他である。

GVHD：移植片対宿主病

（文献1より引用・抜粋，筆者和訳）

麻疹
- 麻疹は原則として顔面，特に額部あるいは頬部から皮疹が出現するが，薬疹では顔に皮疹が出ることはあっても「顔から」ということはほぼない。皮疹の性状による鑑別はほぼ不能である。
- 「癒合傾向」などという特異度の低い皮膚所見で麻疹をrule inするようなことはあってはならない。

風疹
- 麻疹同様，風疹も顔面から皮疹が生じてすぐに頸部，体幹へと移動する。この順番が確実にみて取れれば薬疹と区別しやすい。
- 麻疹の場合とは異なる点がある。1つは風疹の皮疹は麻疹と比べて淡く，そして広がるのが速いという点である。そのため，患者が自覚的に必ずしも「顔から始まった」と明言できない。淡く，速いために，顔に皮疹があることに気づけないのである。
- もう1つは，成人と小児で臨床的な差があることである。成人のほうが皮疹が強い。すなわち，紅斑が明瞭で一部丘疹となり，「風疹なのに麻疹様」という変な状況となりうる。

伝染性紅斑
- 小児で頬部紅斑が出る場合には薬疹とは迷いにくい。問題は特徴的な頬部の紅斑がないときである。伝染性紅斑の皮疹は，それ自体認識しにくいことがやや問題であって，よく観察すれば薬疹とは異なる。よって伝染性紅斑に関しては皮疹の性状で勝負してもよいかもしれない。
- 伝染性紅斑の紅斑は四肢や体幹にみられるが，レース状で淡く，しかもかなり広範囲を覆うように分布する。局在したり集簇したり，また巣状に多発するのでもない。筆者の経験でも（☞ **Case6：144頁**），患者自身も皮疹があると認識できないほどにわかりにくいことがあった。
- 読者諸氏に自分の手背や前腕をみて頂きたい。紅斑がある方はいないと思うが，生理的に赤くみえる模様，すなわち肌理（きめ）がわかるはずである。そこが紅潮してくるのが伝染性紅斑である。文字通り細かい網目にみえることもあるし，ややフェーズが進んで全体が均一に薄い紅色を呈してくることもある。
- 一方，薬疹では普通このように淡くなく，正常皮膚の模様（既存の紋理）を超えて皮疹が出じる。
- また伝染性紅斑では，皮疹がおさまったようにみえた後も日光や運動，入浴などで再燃することがある。

Tips	流行状況の確認とシックコンタクトの問診

- ウイルス性発疹症の診断で本来最も重視すべきは流行状況の確認とシックコンタクトの問診である。現在，その地域でどのような疾患が流行しているか把握しておくことで，診療上随分有利となる。
- 熱や発疹がある者との接触歴がないかの確認も，しっかり行ったほうがよい。繰り返し訊ねること。
- そもそも薬疹の診断も「薬剤歴」の問診がすべてである。鑑別作業に苦手意識があっても，あるいは皮膚の視診が不得手であっても，質の高い問診により皮膚視診の技術を凌駕することができる。病歴聴取を武器にしたい。

まとめ

- 薬疹について臨床面に絞ってoverviewした。様々な種類の薬疹があることに最初は怯んでしまうが，実際には要点は限られている。典型的な薬疹を押さえること，そして，稀ではあるがすぐに対処する必要がある重症薬疹を知っておけばおおむね事足りる。
- 薬疹は，ウイルス疾患の診療の中で発生することがしばしばで，しかもウイルス由来の発疹と容易にmimicする。薬疹についてもきちんと各論で学んでおくことが，ひいてはウイルス疾患の診療をbrush upすることになる。

文献

1) Stern RS : N Engl J Med. 2012 ; 366(26) : 2492-501.
2) 日野治子：皮病診療. 2016 ; 38(3) : 236-45.
3) Kardaun SH, et al : Br J Dermatol. 2013 ; 169(5) : 1071-80.
4) Kardaun SH, et al : Br J Dermatol. 2007 ; 156(3) : 609-11.

國松淳和

B 薬疹

2 典型薬疹

> **POINT**
> ▶典型薬疹の最もありふれたパターンは発疹性（exanthematous）である。
> ▶典型薬疹は急に発症し，通常体幹から始まって広範囲に広がり，左右対称の分布である。
> ▶薬疹の診断は，問診，被疑薬の中止，経過観察などを駆使して臨床的に行う。

1 典型薬疹の臨床像

- 既に述べているように，発疹性（exanthematous）の薬疹が典型的な薬疹である。
- 薬剤の曝露で生じるため，理論上何歳でも発症するし，男女は関係ない。
- 瘙痒があり，色調の濃い紅斑・丘疹が体幹や四肢にみられれば，普通は患者自身か患者家族，入院していれば看護師などが気づく。瘙痒がないことも稀ではなく，その場合は他者が指摘するまで気づかないこともある。瘙痒を伴う膨疹であれば蕁麻疹だと自分で気づくが，紅斑の発症がややslowなタイプや，極期でも強く紅色を帯びないケースも多く，医師が適切に薬疹を疑い拾い上げる必要がある。
- 典型薬疹は，通常，皮疹が体幹から始まる。比較的広範囲で左右対称，性状は淡紅色～紅色で斑状あるいは丘状である。中には皮膚の色調全体が紅色となり紅皮症的となったり，麻疹のように小紅斑同士が癒合して不整形の"斑（まだ）ら"の柄をつくったりすることもある。
- 皮疹を認識できた時点で，体幹から始まった紅斑は四肢の遠位に向かって既に広がりかけていることが多い。首や顔面に向かうこともあるが，発疹性の薬疹が「顔面から始まる」ことはない。一部，血管性浮腫の表現型をとる薬疹は口唇や頸部にまず現れることもあるが，通常顔面から現れる紅斑は麻疹や風疹を疑う。
- 前腕や下腿といった末端に紅斑が及んだ後，手背・足背に皮疹を呈することはあるが，典型的な薬疹では手掌や足底に紅斑をつくらない。

> **Tips**
> ▶ 前項の「overview」で取り上げた薬疹の主な原因薬剤"以外"の薬剤では，手掌などに紅斑を呈することがある．
> ▶ 筆者の経験ではセレコキシブや整腸薬（過量服用だった）で手掌に及ぶ薬疹をみたことがある．また，やや特殊で程度の重い多形滲出性紅斑の病型をとるときは，手掌にも皮疹をつくることがある．
> ▶ ちなみに当センターのある新宿区で手掌を含む皮疹をみたら，まずは梅毒を考える．

- ほとんどの薬疹は急に発症する．中には数日から1〜2週間かけて緩徐に極期に至る発症様式の薬疹もある．そのような薬疹は薬剤熱を伴うことが多い．
- もし薬疹に気づかず原因薬剤を投与し続けた場合，全例で必ず粘膜病変が生じたり，重症薬疹に至ったりするわけではない．しかし，皮疹の改善がみられなければ速やかに医原性（薬疹）を疑い，被疑薬を中止することが望まれる．薬剤が中止されなければ，発熱，肝障害などの臓器障害，重症型への進展，粘膜病変，血管炎の合併なども起こりうるし，そのようなときは反応病態が常態化・完成してしまい，薬剤の中止のみでは改善されないこともある．
- 一方，早めに薬疹が認識されて薬剤を中止した場合の経過は良好で，日に日に皮疹も改善する．はじめに皮疹をみたときに薬疹と確診できなくても，<u>薬剤中止後の経過の良さから「薬疹であった」と確信することも多い</u>．

2 検査

- 血液検査は，診断に迷う場合に他疾患との鑑別のため実施されることも多い．血液検査で鑑別のために最も役立つのは，ウイルスの特異抗体，すなわち麻疹ウイルス抗体や風疹ウイルス抗体などの検査である．
- 好酸球は上昇してもよいし，上昇しなくてもよい．CRPも上昇してもよいし陰性でもよい．肝機能異常があるときも，ないときもある．当然，薬疹に特異的なマーカーなどもなく，血液検査で何か決められるというものではないが，上述したようにウイルス抗体など他疾患の精査に有用かもしれない．
- 血液検査の結果が思いのほか悪く，多臓器にまたがる障害が示唆されれば敗血症（細菌，ウイルスなど）の可能性もある．血球減少が顕著なら薬剤が誘因となった血球貪食症候群かもしれない．
- SLEや成人スチル病のようなもともと薬剤アレルギーが出やすい疾患を（実は）持っていた，急性白血病が発症していて薬疹どころではないなど，臨床の現場ではいろいろなことが重畳しうる．

3 診断

- 薬疹の診断は，臨床的に行う。薬疹の診断は皮膚科医でなければできないわけではない。ここで第1章の「中毒疹」(☞ **18頁**) を読み直して頂ければと思うが，皮膚科医は皮膚をみて「しばしばみかける薬疹のパターンである」ことは診立てるが，イレギュラーな要素 (熱がある，CRPが高い，リンパ節が腫れているなど) があれば，その皮疹が薬剤性と言い切れないため，薬疹と明言するのを避けることがある (当たり前といえば当たり前)。つまり，皮膚科医が悪いのではなく，診断自体は担当医が行うべきである。
- 典型的な薬疹は，重症にはならず予後が良い。

4 治療

- まずは被疑薬，原因薬剤を中止すること，これに尽きる。
- 次の判断については，「薬疹」診断時の自信の度合いによって変わる。もし薬疹の診断に自信があれば，かなりの確率で改善・軽快するはずであるから，症状が強いときの症状コントロール (対症療法) も比較的強くしてよい。具体的には，ストロング〜ベリーストロングタイプのステロイド外用薬を使用し，1日1〜2回塗布すればよい。すぐに皮疹は改善傾向となるので，そうしたら回数や量を減らしたりして漸減し，オフとすればよい。抗アレルギー薬も処方することが多いが，必ずしも必須とは言えない。
- 治療をしなければ治らないというわけではなく，軽症の薬疹は無投薬・無処置でも治る。診断当初に薬疹の診断に自信がなければ，皮疹をマスクするような治療・処方は慎んだほうがよい。
- 典型薬疹でも，やや程度が重くみえるときはステロイドの全身投与が必要かもしれない。しかし発熱だけではステロイドの適応にはならない。肝障害は薬剤中止ですぐに改善するので，初診時の肝酵素が著しく高くても通常は観察する。警戒するのは，アナフィラキシー様のとき，粘膜病変があるとき，血管炎の合併が懸念されるとき (紫斑があるなど) である。
- 次項で述べる重症薬疹については病態・疾患単位で考えているので，該当するかどうかは別途見きわめるべきである。NCGM-GIMでは，多形滲出性紅斑以上の強い紅斑ならステロイド適応を考えるようにしている (必ず投与するわけではない)。

まとめ

▶ 日常よく遭遇する典型薬疹のとらえ方の要点は，その典型性について習熟することと，あくまで臨床診断するということである。

▶「これさえやれば」という薬疹診断のための検査は存在しない。詳細な病歴聴取によって疑うことができ，特殊な検査は不要である。

▶ ありふれた薬疹でも一例一例よく経過観察することで，典型的なものであれば皮膚科医でなくても診断できるようになるだろう。

———— 國松淳和

B 薬疹

3 重症薬疹・特殊型薬疹

POINT
- 重症薬疹の3つのパターンを各論的に押さえる。
- 緊急性を要し，正確な診断よりもすばやい判断が望まれるSJS/TEN，知らなければ想起できないDRESSとAGEPを取り上げる。
- いずれも，皮膚疾患以外にも鑑別疾患が生じるため，皮膚科だけでなく内科など複数の科で対応するのが望ましい。

1 重症薬疹・特殊型薬疹と皮膚生検

- 本項では2章B1の**表1**(☞72頁)に示したDRESS，SJS/TEN，AGEPを挙げ，それぞれ解説していく。
- これら3つは疾患単位でとらえるとよい。前項で典型薬疹について述べたが，薬疹の90%が典型薬疹とされる中，稀な重症薬疹を総論的にまとめるのは難しい。幸い重症薬疹には特殊性があり，"特殊型薬疹"と呼んだほうがしっくりくる。
- 重症な皮膚病変を伴う病態であるから，皮膚生検は考慮されてもよいが，薬疹をrule inするためというより他疾患と鑑別するために行う。
- ただ，DRESSに特異的な病理組織像はないし，AGEPは膿疱性乾癬と組織像が似て（というか一致して）しまう。
- SJS/TENは組織像より肉眼皮膚所見が一目瞭然で，さらに診断・鑑別にこだわるより治療を先行すべき病態でもある。重症薬疹における皮膚生検は考慮しすぎないことが重要である。

2 Drug rash with eosinophilia and systemic symptoms (DRESS)

臨床像

- 皮疹は，体表の50%以上に及び広範で，exanthematousで強い炎症を伴う。紅皮症，顔面の浮腫[1]や紅斑を伴うこともある。発疹は，特に下肢では紫斑になることもある。粘膜病変を呈することは多くない。

- 特に抗てんかん薬では投与後14日以上経ってから出現することが多いが，大抵の薬剤は投与後4〜21日で発症する。
- ここまでは，皮疹の出現範囲がやや広いこと以外は普通の薬疹と同じかもしれない。しかし，DRESSはこれだけでなく，臓器に障害をきたし全身に何らかの徴候がみられるようになったものを言う。皮膚所見のみで区別されるわけではない。
- 体温は38℃を超え，倦怠感，リンパ節腫脹，最低でも1つの臓器障害（8割以上で肝臓，それ以外では腎臓，筋肉，肺，心臓，膵臓の障害）をきたす。これらから類推してDRESSを挙げることはきわめて重要で，薬剤を中止しなければ，リンパ腫やSLE，何らかの感染症との鑑別が難しくなる。
- 好酸球増多（700/μL以上），または白血球が4,000/μL以下の場合は好酸球が10％以上が目安である。リンパ球は増加することも低下することもある。異型リンパ球出現や血小板低下も認める。
- 病名に"with eosinophilia"とあるものの，好酸球がさほど上昇しないこともある。本邦の概念で，薬剤性過敏症症候群（drug-induced hypersensitivity syndrome；DIHS）という呼び方があるが，こちらには"eosinophilia"という語はない。上述のように，好酸球が700/μL以上というケースは多くはなく，たとえば「白血球総数8,750/μLに対し好酸球が8％で好酸球700/μL」程度のケースがよくみられる。そもそも好酸球増多が必発でなくてよく，DRESSの「E」にこだわりすぎないほうがよい。
- HHV-6（human herpes virus 6）の関与に関しては，再活性化も急性感染もありうる。ただしHHV-6をルーチンで測定することは勧められていない。そもそも保険収載されておらず，またHHV-6 IgG上昇をとらえられなくてもDRESS/DIHSを否定できない。本邦ではDIHSとして現場臨床医レベルで認識されており，独自のDIHS診断基準もある。**表1**は，Japanese consensus groupが作成したDIHSの診断基準のうち，主要な基準のみ抜粋し列挙したものである。

表1 Japanese consensus groupによるDIHS診断基準

① 原因薬剤開始後2〜3週以上経ってから斑状丘疹が出現
② 原因薬剤を中止しても2週は症状が持続
③ 38℃の発熱
④ 肝酵素上昇（ALT＞100U/L）
⑤ 白血球異常：少なくとも以下のうち1つ
　　白血球上昇（＞11,000/μL）
　　異型リンパ球出現（＞5％）
　　好酸球増多（＞1,500/μL）
⑥ リンパ節腫脹
⑦ HHV-6再活性化

- DIHSの確定診断のためにはこれらを満たす必要があるが、重視されるのは①〜⑤である。⑦はHHV-6再活性化への気づきで発展した概念ではあるが、現在は必ずしも観察されなくてもよいのと、またCMV、EBV、HHV-7など別のウイルスの関与もあるとされている。
- DRESSにもDRESS分類のためのスコアリングシステム (RegiSCAR)[2] がある。ただし、これはあくまで臨床研究用で、薬疹が発症したばかりの目の前の患者に適用するものではない。criteriaの中に "disease duration＞15 days" とあり、つまりこの分類基準は2週間以上経過をみて初めて分類できる。発症早期の患者を「スコア化」するものではない。しかしながら、分類基準のそれぞれの項目は把握に値し、本項記載事項とも一致点が多いのは当然である。
- さて、DRESSの病像からみた鑑別診断はリンパ腫（特にT、T/NKなど経過の早いもの）、SLE、ウイルス性肝炎、急性HIV感染症、伝染性単核球症、マイコプラズマ感染症などとされているが、本書で扱う疾患（ウイルス性疾患）も含まれていることがわかる。
- DRESSは薬剤性であることが前提の概念であり、高リスクの薬剤は、カルバマゼピン、ラモトリギン、フェノバルビタール、フェニトインで、他にはアロプリノール、抗菌薬、スルファサラジンなども関連があるとされる。稀ながら一部の抗HIV薬、たとえばアバカビル製剤（ザイアジェン®、エプジコム®など）やネビラピン製剤（ビラミューン®、あるいはネビラピン含有の合剤）で報告がある。

治療

- 薬剤を中止する。DRESS自体に軽症・重症の明確な目安はないが、経過が早くなく臓器障害が複数に及んでいないときは、中止のみで経過をみてよい。ただし、臓器障害が複数に及んでいるときはステロイド投与を考慮する。軽症にみえて、改善の兆しがないときもステロイド投与を考慮する。
- 具体的なステロイド投与のレジメンは定まったものはない。以下は私見になるが、活動性の膠原病の治療では強すぎ、菊池病のような炎症の病気に対する治療ではやや弱すぎるように思う。基本的にはreactiveな病態のはずだから、結節性紅斑や亜急性甲状腺炎のような「トリガー（先行感染など）＋反応病態の発症」という病態に治療は似通うのかもしれない。筆者なら、プレドニゾロン50mg/日程度の高用量で開始し、1〜3カ月間かけて中止する。中止はするが短期で中止しない、というニュアンスで行う。

3　Stevens-Johnson syndrome and toxic epidermal necrolysis (SJS/TEN)

臨床像

- 重症かつ急性の水疱形成で，初期には皮疹は斑状紅斑などであり体幹優位に出現する。個々の病変は"spots"となっていて平坦で，典型的とは言えない"target lesion"を含むことがある。"target lesion"とは多形性紅斑（erythema multiforme）でみられる所見であるが，通常薬剤性には起こらないとされている。
- ちなみに，表皮壊死が体表の10～30％であればSJS/TEN，10％未満ならSJS，30％以上でTENとされている。表皮壊死の表面積で決まるスペクトラム症であり，SJSとTENは連続しているとも言える。鑑別の際，ウイルス感染もありうるのは壊死の少ないSJSになるかもしれない。外来でみるウイルス性疾患に由来する皮膚障害で，粘膜病変はあっても表皮壊死をきたすものにはあまり遭遇しない。以下，SJSを想定した記述とする。
- SJSでは，粘膜はほぼ全例侵され水疱やびらんを伴う。皮疹はDRESS同様，薬剤投与開始後4～21日に多く発症する。体温は38.5℃を超え，倦怠感，咽頭痛，嚥下困難，排尿困難，初期には羞明を伴う。
- 鑑別診断となるのは，天疱瘡，類天疱瘡といった自己免疫性水疱症，急性の光線過敏症，あるいはいわゆる"SSSS（フォー・エス）"（Staphylococcal scalded skin syndrome）などとされている。
- SJS/TENは皮膚科医と内科医，場合によっては眼科医や集中治療医との連携が必要である。このような鑑別作業は皮膚科医に即時コンサルトするのが望ましいが，そもそも一見して皮膚に問題があることがわかるので実際上は適切にコンサルトされている。

治療

- 補液・全身管理，局所へのケアは当然として，全身ステロイド投与，場合によりステロイドパルス療法を行う。免疫抑制薬投与，血漿交換が行われることもある。

4　急性汎発性発疹性膿疱症（acute generalized exanthematous pustulosis；AGEP）

臨床像

- 高熱を伴い，数時間程度の短時間で無菌性，非毛囊性の膿疱が，紅斑を呈し腫脹した

皮膚に出現する(**図1**)。とりわけ皮膚のひだのあるところでは目立ち，顔面浮腫をきたすが粘膜病変をつくるのは稀である。原因薬剤が抗菌薬の場合は投与後3日未満で発症する。その他の薬剤ではもっと遅いとされる。

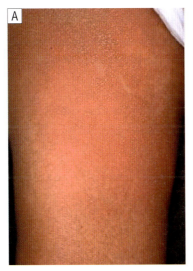
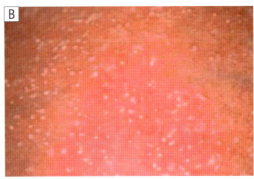

図1　AGEP患者の皮膚写真
A. 鼠径部〜大腿部
B. 紅斑上に多発する小膿疱の拡大写真
〔重篤副作用疾患別対応マニュアル．急性汎発性発疹性膿疱症．
(http://www.info.pmda.go.jp/juutoku/file/jfm0905015.pdf) p9-10より転載〕

■ **図1**の出典である「重篤副作用疾患別対応マニュアル」は，患者もアクセスできるよう無料でウェブから入手できるPDFファイルとなっている。マニュアルは，厚生労働省の委託により，関係学会のマニュアル作成委員会，日本病院薬剤師会で議論され，重篤副作用総合対策検討会で検討され取りまとめられたものである。

Tips
▶ 医薬品の販売名，添付文書の内容等を知りたい場合は，独立行政法人医薬品医療機器総合機構のホームページ (https://www.pmda.go.jp/) の，「添付文書等検索」(医療用医薬品)のサイト内で検索することができる。
▶ また，薬の副作用により被害を受けた方への救済制度については，独立行政法人医薬品医療機器総合機構のホームページの「医薬品副作用被害救済制度」に掲載されている。
▶ 重症薬疹は稀であり，予見は不可能である。担当医が重篤な薬疹に遭遇した場合，このような救済制度があることを知っておき，患者に勧めるとよい。上記サイトは患者もアクセス可能である。

■ AGEPの重要な鑑別対象は「乾癬」であるが，とりわけ汎発性膿疱性乾癬である。既存の膿疱性乾癬が抗菌薬やステロイドなどで悪化することもあり，しばしば鑑別に苦慮する。

- ただし，何と言っても鑑別で問題になるのは「感染症」である．AGEPは急性に発症し，発熱，血液検査での炎症反応，皮膚の急な変化もみられるので，ほとんどの例で「何らかの感染症」として対処される．しかし，抗菌薬が奏効せず錯綜してしまうケースがあることから，AGEPという病態を認識しておく必要がある．
- 筆者が初めてAGEPに遭遇したとき，この疾患のことを知らず，「トキシックショック症候群」だと思ってしまった．強い反応が起きているとの認識はできたが，AGEPを特異的に想定した対応を当時はできなかった．
- Sneddon-Wilkinson病という角層下膿疱症では，発熱などの前駆症状は通常ないものの皮膚所見がAGEPと類似する．米粒大前後の膿疱を形成することが多く，膿疱自体は癒合傾向となり，総体として環状あるいは蛇行状となる．数日から数週間の間隔で繰り返し出現する．

治療

- 薬剤中止，補液，ステロイド投与である．

まとめ

▶ 重症薬疹は，通常の薬疹以上に皮膚所見が"派手"であるため，皮膚が問題点であると迷いなく認識されるが，実際には皮膚疾患以外の内科疾患の鑑別を要する場面が多い．皮膚生検も絶対的価値があるわけではなく，診断は臨床診断によるところが大きい．

▶ 緊急性がある薬疹（SJS/TENなど）はすばやく認知して大きな病院に転送すべきだが，実際には内科医（重症であれば救急医や集中治療医）などとの連携が必要である．

▶ 皮膚症状は全身の病態の表現型と考え，身体の中で何が起こっているのかに思いを巡らせたほうがよい．そもそも初めから「薬疹かも」と認識できているとは限らないのである．被疑薬がよくわからない場合もある．

文 献

1) Kardaun SH, et al：Br J Dermatol. 2013；169(5)：1071-80.
2) Kardaun SH, et al：Br J Dermatol. 2007；156(3)：609-11.

———— 國松淳和

C ウイルス感染症ではないが鑑別対象となるもの

1 菊池病

POINT
- ▶ 菊池病は1972年に菊池，藤本によって最初に記載された原因不明の良性のリンパ節炎である。
- ▶ 菊池病は伝染性単核球症などのウイルス性疾患と病像が重複する。
- ▶ 菊池病を理解することは，外来での発熱診療の向上につながる。

1 菊池病の臨床像

- 菊池病は1972年に菊池，藤本によって最初に記載された原因不明の良性のリンパ節炎である[1,2]。Kikuchi-Fujimoto disease，あるいは，発症の仕方と病理所見から亜急性壊死性リンパ節炎（subacute necrotizing lymphadenitis）と言われる。

疫学

- 文献を縦断的にまとめた244例から，アジア人で多い傾向があると言われている[3]。
- ある文献において年齢の中央値は20代で，男女比は1：1.26であると言われ[4]，実臨床でも若い女性に多い印象を受ける。

全体の臨床像

- 症状としては発熱のほかに首や腋窩のリンパ節の腫脹圧痛を訴えることが多い[5]。若い日本人女性が頸部のリンパ節腫脹，発熱を訴え来院した場合は，菊池病を鑑別として挙げることは必須である。
- 一般的に自然軽快することが多く，予後は良好な疾患である。

2 各論

症状・症候

- リンパ節腫脹と発熱が最も多くみられる症状であるが（**表1**）[3]，このほかにも非特異的な筋肉痛や関節痛などウイルス感染，敗血症などでもみられるような（有熱疾患に

表1 症状および身体所見の頻度

症状（n=224）	患者数（％）	身体所見（n=224）	患者数（％）
熱	78（35）	リンパ節腫脹	224（100）
倦怠感	15（7）	紅斑	22（10）
関節痛	14（7）	関節炎	12（5）
皮疹	10（5）	肝腫大	7（3）
体重減少	9（5）	脾腫大	5（2）
食思不振	7（3）	眼球乾燥	4（2）
寝汗	6（3）	アフタ病変	2（1）
筋肉痛	4（2）		

（文献3より一部改変）

よく認められる）症状を呈することが多い。皮疹も時折みられることがある。
- 身体診察ではリンパ節の触診所見が重視される。特に片側優位で数珠状に連なる頸部リンパ節の腫脹圧痛を呈する場合は特徴的な所見かもしれない（頸部から腋窩まで広く分布することもある）。
- 熱はケースによっては数カ月以上続くこともあるため、不明熱として紹介受診されることも多い。

Tips 1
▶若年者に発熱と縦に連なる頸部リンパ節腫脹を認めたときは菊池病の可能性を想起できるとよい。
▶リンパ節腫脹がなければ菊池病の可能性は低い。

診断方法 ── 検査の進め方・考え方

- 菊池病診断のための鑑別診断に必要な検査の例を**表2**[6]にまとめた。

表2 菊池病診断のための鑑別診断に必要な検査の例

- 詳細な病歴聴取と身体所見の繰り返し
- 一般的な血液検査（血算，ビリルビン，LDH，肝機能，血沈，CRP，血液培養）
- 尿検査
- 血清学的検査（HIV，EBV，CMV，*Toxoplasma gondii*，HHV-6，HHV-8）
- 自己免疫検査（抗核抗体，リウマトイド因子）
- 胸部X線
- リンパ節生検（抗酸菌培養を含む）

必要に応じて
- 猫ひっかき病の血清もしくはPCR，ヒトパルボウイルスB19，*Yersinia enterocolitica*
- HSV，CMV，VZV
- CT
- FDG-PET/CT

（文献6より一部改変）

血液検査

- 血液検査ではまずは血算をみるが、白血球はあまり上昇せず、むしろ白血球減少を伴うこともある。目視像を追加すると、少量の異型リンパ球の出現をみることが多い。菊池病と同様に発熱、頸部リンパ節腫脹を呈する伝染性単核球症のように数十％に及ぶことは稀で、数％程度の上昇となることが多い。血算に関し、菊池病では稀に血球貪食症候群を引き起こすことがあり[7,8]、筆者も経験したことがある。
- 生化学検査では、発熱、炎症に伴ってCRPが上昇する。しかし、発熱のわりに数値は高くならない印象を受ける。日本では中央値が1.0mg/dLであったという報告[5]があり、その感覚には同意できる。また軽度肝障害とLDHの上昇を呈する。フェリチンや可溶性IL-2受容体も上昇することがあり、成人スティル病や悪性リンパ腫を想定せざるをえないこともある。

Tips 2 ▶菊池病では、菊池病に由来する無菌性髄膜炎を合併することがある[9]。

抗核抗体検査

- 抗核抗体が陽性であることもある。SLEへ移行する症例もあることが知られており[10〜12]、経過に注意する必要がある。抗核抗体の検査を一度はしておきたい。

画像検査

- 画像検査としては、リンパ節腫脹の確認のため頸部造影CTも有用である。壊死性リンパ節炎の名の通り、内部壊死を伴うような周囲の造影効果を伴ったリンパ節の腫脹所見がみられることもある（ただしこれは感度・特異度とも高くない）。先に述べた通り、数珠状に連なる頸部リンパ節腫脹を認めるほか、腋窩などにも腫脹がみてとれるケースもある。

生検

- 鑑別の末、迷うような症例では確定診断の方法としてリンパ節生検を行う。全身状態が良好な若年女性に圧痛を伴う頸部リンパ節の腫脹があり、検査結果も異型リンパ球の軽度出現、肝障害、軽度血球異常があり、伝染性単核球症を除外できているのであれば、侵襲性のあるリンパ節生検は必ずしも行う必要はなく、臨床診断で菊池病と診断し、経過観察でよいと筆者は考えている。
- そうでない非典型例、他の鑑別疾患を想起させる所見がある場合は生検を考慮したほうがよい。

> **Tips 3　菊池病のリンパ節生検の病理所見**
> ▶ 病変部は比較的大きく広がって境界明瞭な領域を形成し，病変中心部に壊死および多数のアポトーシス小体（核塵）を認める。また，多数の貪食組織球（CD68陽性細胞）が出現。壊死部の血管周囲には形質細胞様樹状細胞（plasmacytoid dendritic cell；pDC）が集簇する。一方で陰性所見もあって，肉芽腫形成や好中球浸潤（膿瘍）は菊池病では認めない。その他，悪性腫瘍細胞やウイルス感染細胞（封入体等），細菌・真菌塊も認めない。病変外の部位において，胚中心のあるリンパ濾胞は高度に減少している。

3　診断後の対応・経過観察

- 臨床症状から診断を行うことも実地では多く，発熱や痛みなどには解熱鎮痛薬を処方し，経過観察とすることが多い。一般的にはステロイドや免疫抑制治療を要さず自然軽快する。
- 診断に難渋する場合は，先で述べたようにリンパ節生検を考慮する必要がある。
- 症状が強く，消耗が激しいときや血球貪食の程度が重症なときはステロイド適応となるケースもある。当施設では短期ステロイド投与で改善を図っている。
- 一度自然に軽快したり治療が奏効した場合でも再発する症例を散見するため，菊池病の既往のある患者が同症状で来院した際には常に再燃の可能性を考えるべきである。
- 抗核抗体陽性の症例に関しては，経過を追うとSLEを発症することもあるため[10〜12]，外来でフォローする場合は分類基準に照らし合わせて留意する必要がある。

まとめ

▶ 若年アジア人女性で，圧痛を伴う頸部リンパ節の腫脹を呈した患者をみたときには菊池病を鑑別に入れておく。
▶ 典型例では生検を要さないことも多いが，非典型例であれば他の鑑別疾患の精査も行いつつ生検を考慮する。
▶ 症状が遷延したり重症である場合にはステロイドの投与を考慮する。
▶ 軽快した後でも再燃したりSLEへ移行したりすることもあるため留意する。

文献

1) 菊池昌弘：日内会誌. 1972；35：379-80.
2) 藤本吉秀, 他：内科. 1972；30：920-7.
3) Kucukardali Y, et al：Clin Rheumatol. 2007；26(1)：50-4.
4) Lin HC, et al：Otolaryngol Head Neck Surg. 2003；128(5)：650-3.
5) 中村 造, 他：感染症誌. 2009；83(4)：363-8.
6) Dumas G, et al：Medicine (Baltimore). 2014；93(24)：372-82.

7) Ramanan AV, et al:Rheumatology (Oxford). 2003;42(4):596-8.
8) Lin YW, et al:Leuk Lymphoma. 2007;48(12):2447-51.
9) Sato Y, et al:J Neurol Sci. 1999;163(2):187-91.
10) Martínez-Vázquez C, et al:QJM. 1997;90(8):531-3.
11) Murali MR, et al:N Engl J Med. 2007;357(7):692-701.
12) Chen HC, et al:Rheumatol Int. 2005;25(4):303-6.
13) 徳田安春:診断のゲシュタルトとデギュスタシオン. 第1版. 岩田健太郎, 編. 金芳堂, 2013, p140-4.

〔藤江　聡〕

C ウイルス感染症ではないが鑑別対象となるもの

2 全身性エリテマトーデス

POINT
- ▶全身性エリテマトーデス（systemic lupus erythematosus；SLE）の臨床像は多彩で，重症病態を伴わないもののほうがウイルス感染症と紛らわしい。
- ▶SLEの診断は，分類基準を用いてじっくり検討する。
- ▶SLEと鑑別を要するウイルス感染症の各論知識が大事である。

1 SLEの臨床像

疫学

- 好発年齢は20〜40歳代で，20歳代が全体の4割を占める。
- 男女比は1：10。
- 有病率は人口10万対10〜100とされ，目安としてリウマチと統合失調症につぐ頻度であり，SLEは決して稀少疾患とは言えない。
- 特定疾患事業による指定難病の中でも，潰瘍性大腸炎，パーキンソン病につぐ多さである。

全体の臨床像

- SLEの臨床像は多彩であり，均一でない。急速進行性糸球体腎炎と心不全で来るもの，全身痙攣で来るもの，著しい溶血性貧血で来るもの，顕著な腸管浮腫を伴った腸炎と腹膜炎で来るものなど，とにかくその発症バリエーション，病像は豊富である。
- ただ，こうしたSLEの典型病像で来院する場合はSLEを着想しやすい。なので，むしろあまり重篤な病態でなく，「外来でウイルス感染症に紛れてくる」という観点でSLEの病像を述べると次のようになる。

> 若年者（特に女性）が発熱や関節痛などの全身症状を呈して，血液検査では白血球減少がみられ，せいぜいもう1〜2個ほどの比較的マイルドな臓器特異的症状（たとえば胸膜炎，腸炎，重篤でない腎炎，溶血性貧血など）を持ち合わせている。

- ほかに，血清補体低値や蝶形紅斑がみられたり，リウマチ膠原病あるいは橋本病やバセドウ病といった自己免疫疾患の家族歴があったり，免疫性血小板減少症（いわゆるITP）や菊池病の既往があるなども，SLEを疑う情報である。

> **Tips 1** ▶ 「既に別の自己免疫疾患を治療中」という情報も役立つ。自己免疫疾患は整形外科（リウマチ），内分泌内科（橋本病），消化器内科（自己免疫性肝炎），血液内科（自己免疫性溶血性貧血）など，他の科で診療されることもあるため，病歴聴取で「別の自己免疫疾患」の情報を得るようにするとよい。

- 発熱に関しては，高熱の持続，微熱の持続，高熱と平熱の交互的な出現，反復性の発熱など，そのパターンは多彩である。発熱の精査のため血液検査を行ったら，「白血球数の値は高くなくてむしろ低く，血小板数も低値であるがCRPは陰性」という結果になることも，SLEではよくみられる。
- SLEは，漿膜炎（胸膜炎，腹膜炎，腸間膜炎など）や活動性の関節炎を伴っている状況以外では，どんなに重篤な腎炎あるいは中枢神経症候が生じていたとしても，CRPが陰性の場合が多い。活動性ループスは，「CRPの多寡で重症度が決められない病態」の有名な例として挙げられる。

2 各論

ウイルス感染症に紛れてくるSLE

- SLEはウイルス感染症に似てくることがある。ただしSLE患者に生じうる各重症病態は，それぞれの領域における疾患が鑑別対象となる。たとえば「若年女性の急性精神病と発熱」であれば，SLEとしては精神神経ループスを想定する。その際，SLE以外にも鑑別候補はたくさんある。たとえば橋本脳症，インフルエンザ脳症，各種免疫介在性脳炎，昏迷で急性増悪し高体温をきたした双極性障害などである。
- ここでは一般内科外来を想定し，その中にSLEがどのように紛れてくるかについて考える。以下，「ウイルス感染症に紛れてくる」という観点を重視して説明する。
- まず，ウイルス感染症の病像を構成する代表的な症状・症候を表1に示す。

表1 ウイルス感染症の病像を構成する代表的な症状・症候

全身性	発熱，倦怠感，悪寒，食欲低下，活動性低下，リンパ節腫脹，中毒疹，筋痛，関節痛
気道系	咽頭痛，有痛性口腔内アフタ，咳，痰，鼻汁
消化器系	下痢，悪心・嘔吐，腹痛
中枢神経系	頭痛，不眠，髄膜炎，脳症

- 表1にたくさんの症状が挙げられているが，SLEでもこれらの諸症状がみられることはよくある。むしろこの中で「SLEにはまず認められないもの」を考えていくことにする。

全身性の症状

- 全身性の症状はすべてSLEでもみられる。中毒疹は，純粋にSLE由来というわけでなく，SLE患者は健康な人よりも薬剤アレルギーが多いとされる。よって，薬疹としての中毒疹が観察される機会はSLE患者にも多い。

気道系の症状

- 気道系の症状として，SLEでも咳などはみられるかもしれないが，SLEによって特異的に鼻炎がみられることは一般的でない（無痛性潰瘍が鼻粘膜にできたことによる鼻出血はありうる）。また，咽頭痛も普通みられない。SLEでみられる口腔内潰瘍は通常無痛性で，軟口蓋ではなく硬口蓋にできやすい。

消化器系・中枢神経系の症状

- 消化器系・中枢神経系の諸症状はすべてSLEでありうる。ギラン・バレー症候群は，ある程度の頻度でウイルス感染を契機に発症する一方，SLEでもギラン・バレー様の末梢神経障害は認められる。ウイルス性の髄膜炎や脳症はウイルス一般でありふれていて，これらはSLEでもまたみられる。

◎

- 以上をまとめると，表1のうち咽頭痛・鼻汁だけがSLEの陰性症状と考えると，咽頭痛・鼻汁の存在はウイルス感染症の可能性を高めるかもしれない。ただ，咽頭痛・鼻汁がないからといってウイルス感染症の可能性が下がるわけでもないが，そのようなウイルス感染症ではSLEが常に鑑別に挙がることになる。このことは，"ウイルス症候群"らしいプレゼンテーションでくるSLEを，臨床症状のみで鑑別するのは危ういことを示唆している。やはり必ず検査を併用する必要がある。

診断方法

- 表2は米国リウマチ学会（ACR）のSLE分類基準である。このような11項目の基準がリスト化され，このうち4項目以上満たした場合をSLEと「分類」する。
- さて，SLEを疑った場合に抗核抗体など（表2の項目10，11）を測定することはよく知られている。問題は「どういうときにSLEを疑うのか」である。
- それを絞り込むには，病歴聴取・身体診察・簡単に実施可能な検査（血液検査，尿検査，心電図，胸部X線検査など）を行うことによって，表2の項目1〜9のうち「2つ」を満たすかどうかを確認する。
- 表2の項目1〜9のうち最低「2つ」満たせば，項目10，11を測定する。10，11を測定するとき，どうしても1つだけというなら項目11の抗核抗体をみる（免疫学的検査

表2 米国リウマチ学会（ACR）によるSLE分類基準（1997年改訂版）

1　顔面紅斑
2　円板状紅斑
3　光線過敏症
4　口腔内潰瘍（無痛性で口腔あるいは鼻咽腔に出現）
5　関節炎（2関節以上で非破壊性）
6　神経学的病変
　　a）痙攣発作
　　b）精神障害

　　　　　　　　　　　病歴と診察

7　漿膜炎
　　a）胸膜炎
　　b）心膜炎
8　腎病変
　　a）0.5g/日以上の持続性蛋白尿
　　b）細胞性円柱の出現
9　血液学的異常
　　a）溶血性貧血
　　b）4,000/mm³以下の白血球減少
　　c）1,500/mm³以下のリンパ球減少
　　d）100,000/mm³以下の血小板減少

　　　　　　　　　　　病歴と診察
　　　　　　　　　　　心電図
　　　　　　　　　　　X線検査
　　　　　　　　　　　検尿
　　　　　　　　　　　血算

10　免疫学的異常
　　a）抗2本鎖DNA抗体陽性
　　b）抗Sm抗体陽性
　　c）抗リン脂質抗体陽性
11　抗核抗体陽性

〔診断の決定〕
上記項目のうち4項目以上を満たす場合。
感度96%，特異度96%

としては，「抗核抗体陽性」だけで，専門医に紹介する前の情報として十分）。

検査

- 一般的な血液検査では，白血球減少（特にリンパ球減少），貧血，血小板減少の有無をみる。
- 尿検査では，沈渣が実施できれば糸球体腎炎を示唆する活動性円柱がないかどうか，あとは定性でもよいので尿蛋白の有無をみる。
- 心電図では，心膜炎を示唆する所見，すなわち広範な誘導でST上昇がみられないかをみる。
- 胸部X線検査では主に胸水の有無をみて，胸膜炎がないかどうかをチェックする。肺の浸潤影の有無もみるが，SLE原病由来の肺炎（ループス肺臓炎）は頻度の高い症候

ではない。

> **Tips 2**
> ▶ 胸膜炎は，X線（胸水の有無）だけでなく，問診・身体診察もかなり有用である。
> ▶ まずは側胸部痛の有無を問診し，深呼吸で悪化しないかどうかを聞く。診察では，肋間胸膜の圧痛の有無を診るがその感度は低い。深呼吸時にしか疼痛が惹起されない場合もあるので，診察時には深呼吸を十分促して，感じる疼痛部位を確認する（深吸気時にのみ生じる局在する疼痛は，胸膜痛そのものである）。
> ▶ また胸膜炎はNSAIDsに反応しうるという性質がある。

- 白血球数は，分画ではリンパ球の減少をみる。ただ，発熱や倦怠感などの全身症状のみが主訴となる場合，「白血球減少がある＝SLE」ではない。必ず血液像を確認する。実は「急性白血病」で，芽球が確認されるかもしれないからである。
- 筆者の経験であるが，「発熱・白血球減少・血小板減少が認められる若年女性」が血液内科に紹介され来院したが，「血液疾患と決まったわけではない。膠原病（SLE）などもありうる」として筆者のいる膠原病科に回されてきた。しかし血液像を確認したところ芽球を30％認め，急性白血病が疑われたため，また血液内科にお戻しすることになった。
- 別の例となるが，もしリンパ球が減少するのではなくやや増加していれば伝染性単核球症かもしれない。血液像では異型リンパ球の出現・増加がみられることが多い。
- 貧血は，溶血性貧血となっていないかをみるので，LDH，総ビリルビン／直接ビリルビンを測定し溶血を推定する。可能ならば，他に網状赤血球，ハプトグロビン，直接クームス試験なども実施する。SLE原病由来の（軽い）溶血性貧血もあれば，比較的強烈な自己免疫性溶血性貧血の基礎疾患としてのSLEもある。溶血の有無のスクリーニングは，SLEの推定・確定どちらにおいても役立つ。
- 血清補体は測定する価値がある。C3，C4，CH50を測定することが多い。補体の低下はSLEを示唆する所見である。
- 蛋白尿は，治療にも関わる重要な所見である。定性検査で「1＋」であっても注目する。
- 生物学的偽陽性を過去の病歴をみることによって確認してもよい。以前の梅毒検査（初診時や入院時にスクリーニング的にルーチンで実施される施設もある）で，「RPR陽性，TPHA陰性」という結果を得られているなら生物学的偽陽性の可能性がある。SLE患者でみられることがある。
- またSLEでは免疫グロブリン，特にIgGが血清で上昇している場合がある。

SLEの診断を「確定」する際の注意点

光線過敏症

- 表2項目3（光線過敏症）の有無を把握するのは，一般に難しい。日光過敏の評価が難しいのは，客観的な検査法がないためと思われる。患者が医療機関を受診したとき担

当医が「日に当たったりすると体調が悪くなりますか？」と聞けば，「はい」の返答が多くなることにもよる（日の当たるところにずっといれば多少なりとも体調は悪くなるので偽陽性が多い）。「はい」の返答を全部光線過敏症ととらえるわけにはいかない。
- 光線過敏症は，主に皮膚の症状で考える。「肌の露出部位が紫外線にさらされた後に赤い発疹が出たり，水ぶくれになったりしませんか？」と聞くとよい。曝露後に熱が出る（体温が上がる）のも広義の日光過敏かもしれないが，判断に迷う場合はこの**表2**項目3を満たすように無理にカウントしないことも大事である。

口腔内潰瘍

- **表2**項目4（口腔内潰瘍）の有無に関しても，光線過敏症と同様の注意が必要である。「口内炎ができますか？」「はい」というやりとりをもって，この項目4を満たすとしてはいけない。
- 既に述べたように，SLEの口腔内潰瘍は無痛性が多い。病変自体を医師が確認できればよいが，問診で判断するときは本当に疾患由来の口内炎なのか，非特異的な，要するに"誰にでもできる"口内炎のことを言っているのかを正確に判断すべきである。それがあいまいなときは，やはりこの**表2**項目4を無理にカウントしてはいけない。

非破壊性関節炎

- **表2**項目5（非破壊性関節炎）の有無の判断は一番難しいかもしれない。個人的にはSLEの関節炎の判断は専門医に任せるべきであると思う。誰がみても腫脹しているのであれば判断しやすいが，もともと関節リウマチがあるのかもしれない。また，「非破壊性」が特徴であるものの，関節変形をきたすSLE関節炎もある。

神経学的病変

- **表2**項目6（神経学的病変）は，これまでなかったものが急に現れたかどうかを確認することが大事である。ただ項目3，4のように過大評価に気をつける項目と異なり，広くとる（＝過小評価を避ける）べきなのがこの項目6である。**表2**では「痙攣発作」「精神障害」と表記されているが，実際には頭痛，ちょっとした抑うつ，気力・意欲低下（食事摂取不良という形で出ることも），軽度の認知機能低下，不随意運動，脱力（末梢も中枢もあり），性格変化，軽い意識障害，髄膜炎（髄液異常），なども含めることがある。脳波やMRIの異常としてとらえられることもある。

SLE確定診断への詰め

- **表2**で項目1～6を検討し，項目7～9を測定して最低2個満たしていたら，次は抗核抗体（蛍光抗体法）・抗ds-DNA抗体・抗Sm抗体・抗β_2-GPI抗体を提出し，測定する。抗β_2-GPI抗体陰性でも，ループスアンチコアグラントまたは抗カルジオリピンIgG抗体が陽性のことがあるので，抗β_2-GPI抗体陰性ならこれらを追加検査する。
- **表2**項目10以外の項目で4項目を満たさず診断が確定できない際には，専門医と連

携しながら総合判断に必要な検査を検討しつつ，詰めていくことになる。たとえば精神ループスなら，抗RNP抗体や抗SS-A抗体が陽性であることも多く，また抗核抗体陰性でも抗SS-A抗体は陽性であることがありうる。ほかにも，混合性結合組織病はその病態の中にSLE症状を持つことがあるため，SLEらしく思っても抗RNP抗体を測定し混合性結合組織病の可能性を検討しようとする専門医が本邦では多い。

- 出ている症状がきわめて教科書的（アトラス通りの蝶形紅斑など）で，典型的な血算異常があり，既に測っている抗核抗体や抗ds-DNA抗体が陽性であるなど，非専門医からみてもSLEであることがほぼ自明であるとわかるパターンはむしろ多い。
- 臨床で"紛らわしい"のは，むしろループスとしては非典型的あるいは軽症で，そのためウイルス感染症と似てくる場合である。一般外来でいたずらにSLEの存在におびえる必要はないが，本書で扱う諸々のウイルス感染症の各論を念頭に，SLEと区別する差異を見出していくしかない。

3 "紛らわしい"ことに関する文献紹介――新規発症SLEとウイルス感染症

- 2008年にイギリスのグループが，SLE患者におけるウイルス感染症（自施設23例，文献から65例）を後方視的に調査した研究[1]がある。その88例のうち25例は新規に発症したSLEとともに生じたウイルス感染症であり，残りは以前より既に診断されていたSLEに生じたウイルス感染症であった。
- 論文中のこの25例は，以下のような内訳であった。

　i) SLEと病像が紛らわしいもの：8例
　　ヒトパルボウイルスB19：7例
　　A型肝炎ウイルス：1例
　ii) SLE発症のトリガーとなったもの：17例
　　サイトメガロウイルス：6例
　　ヒトパルボウイルスB19：8例
　　EBウイルス：3例

- 特筆すべきは，CMV感染症が相対的に高頻度にSLE発症のトリガーとなっているかもしれないという示唆である。これについてはほかにも文献が多数ある。
- 1章3および2章A-2で述べたように，CMV感染症（初感染）は非特異的な部分が多く，いわば消去法的に浮かび上がる。そのCMV感染症が比較的SLEのトリガーになりやすいというのは，もしSLE発症に際しSLEらしい徴候に欠く場合，まさに本項の眼目である「ウイルス感染症とSLEの区別」という点で教示的である。

- つまり，SLEを疑っているときもウイルス感染症を考慮するし，ウイルス感染症（特にヒトパルボウイルスB19やCMVなど）を疑っているときもSLEを考慮するべきなのである。

まとめ
- ▶SLEを正確に推定・診断するにあたり，ウイルス感染症の知識が重要である。
- ▶何のウイルス感染症だろうと思っているときに，SLEの存在も忘れないようにする。
- ▶SLEの診断は，分類基準に照らし合わせて慎重かつ総合的に行う。

文 献
1) Ramos-Casals M, et al：Medicine (Baltimore). 2008；87(6)：311-8.

———國松淳和

C ウイルス感染症ではないが鑑別対象となるもの

3 ツツガムシ病

POINT
- ツツガムシに刺されて発症するツツガムシ病は，疑わないと診断できない。
- ①各地のツツガムシ病の好発時期を知る，②刺し口を探す，③詳細な病歴聴取，の3つが肝。これらをそれぞれ，どう把握し，いかに準備しておくかに尽きる。
- 病歴聴取，身体診察，血液検査を総動員して疑う。

1 ツツガムシ病の臨床像

疫学

- ツツガムシ病の診断をする上で疫学はきわめて重要だが，包括的理解をするには本項の紙幅は少なすぎる。「要点」「概説」を述べることに努めるが，必ず読者諸氏の診療地域のツツガムシ病の浸淫性（どれくらい発生しているか，流行しているか）を一度は把握しておくべきである（**表1**）。
- 一番ラフな覚え方は，「北海道を除く日本全国」である。"府"のつくところも少な

表1 ツツガムシ病の発生状況（都道府県別，2016年）

	累積		累積		累積		累積
総数	485	千葉県	31	三重県	6	徳島県	2
北海道	−	東京都	7	滋賀県	1	香川県	−
青森県	9	神奈川県	14	京都府	−	愛媛県	2
岩手県	3	新潟県	3	大阪府	1	高知県	4
宮城県	5	富山県	11	兵庫県	9	福岡県	4
秋田県	3	石川県	2	奈良県	−	佐賀県	9
山形県	5	福井県	−	和歌山県	11	長崎県	12
福島県	28	山梨県	2	鳥取県	4	熊本県	20
茨城県	11	長野県	1	島根県	2	大分県	32
栃木県	1	岐阜県	26	岡山県	2	宮崎県	49
群馬県	24	静岡県	8	広島県	38	鹿児島県	70
埼玉県	1	愛知県	3	山口県	−	沖縄県	9

〔感染症発生動向調査週報2016年第51〜52週分
(https://www0.niid.go.jp/niid/idsc/idwr/IDWR2016/idwr2016-51-52.pdf) より抜粋〕

ので,「"都県"に多い」と覚えてもよいかもしれない。2016年では,全国で485件の発生届けがあったとのことであるが,軽症例や過小評価されたものを含めればあと数倍にはなるかもしれない。一般に細菌性髄膜炎が年間1,500例くらい,入院した水痘患者が300例くらいであるから,数的には少なくなく,浸淫地域ではむしろコモンディジーズの感もあるだろう。

- 鹿児島県など九州に多く,千葉県・神奈川県・東京都などの関東に加え,福島県や群馬県などにも多くみられる。他方,広島県や和歌山県,岐阜県にも相当数発生しており,やはり「北海道を除く日本全国」にみられるとしていたほうがよい。
- 季節に関しては,大雑把に言えば春と秋〜晩秋が多い。
- 好発年齢は,当該地域の野外での活動に関連するため,活動性の高い世代(30〜40歳代)から野外で活動せざるをえない世代(農家や山間部での業務をするであろう50〜70歳代)に多いようである。

全体の臨床像

- 実は,ツツガムシ病の臨床像[1, 2]を十分つかみ取るのは簡単ではない。ツツガムシ病は,「発熱,発疹,刺し口」が全身病の様相を呈してやってくる。それに,頭痛,全身倦怠感,リンパ節腫脹,比較的徐脈,血小板減少,肝機能異常,末梢血での異型リンパ球出現などが症例により加わってくる。
- 「刺し口」など一見特異的にもみえるが,実臨床はそう甘くはなく,よくある暫定診断のひとつはウイルス性疾患である。皮疹は見慣れなければ非特異的に映ってしまい,薬剤熱,発疹性ウイルス性疾患,リンパ腫などの他領域の内科疾患などに容易にmimicする。腹痛,咳,筋痛,関節痛などを伴うこともある。
- 患者背景や疫学を知ろうとする視点がなければ,とりあえず"かぜ"として処方・帰宅ということになりやすい。ツツガムシ病が少ないながら致死的になりうることを加味すれば,"かぜ"の判断は時に不適切である。疑ったら見込み治療をすべき感染症だからである。
- 刺し口(痂皮)があることや,流行地域,患者の行動(野外活動)などに注意が向けられれば上記の諸症状が特異的に映るかもしれないが,そうでなければ診断が錯綜する。よって,ツツガムシ病を疑うことやツツガムシ病の臨床診断は,常に総合的であるべきで,いわゆる必勝法のようなものはない。
- たとえば疫学を知らなければ,ツツガムシ病が当地で発生しやすいのか流行する季節なのかもわからないし,ダニが人間のどの部位を噛んでくるかなどわからないこともあるので,それを探す眼を持たねばならない(刺し口や痂皮がみつからなければツツガムシ病以外の診断に傾きやすい)。症候の組み合わせが非特異的なので,内科としての鑑別診断を挙げる力がなければ誤診してしまう。

- 疫学・患者背景も，局所も全身も同等に診なければ，症候のみで来る初診時の段階でツツガムシ病を疑うことはできない。少なくとも，病歴聴取，身体診察，血液検査を総動員して疑って初めて，臨床像をつかむ準備ができたと言えるのである。

2 各論

ツツガムシ病の診療上の問題点

- **表2**にツツガムシ病の診療上の問題点をまとめた。
- まず，臨床医が刺し口/痂皮を認識できているとき，**表2**の①，②は問題でなくなり，③〜⑤の問題に取り組むことになる。ただ，③〜⑤は知識でカバーできることが多い。あるいは，ツツガムシ病を既に疑っている状態であるので，記憶になくても書籍やインターネットなどを参照すればよい。
- ⑤の本当の問題点は，確定診断がされずに治療を行うと，当地の疫学情報の構築に貢献できないことである。たとえばindex case（発端患者）の拾い上げができなくなり，その年の流行発生の到来やアウトブレイクのはしりを正確につかめなくなってしまう。ただし，患者の安全を考えて，ツツガムシ病を「疑ったら，治療する」を徹底すべきではある。
- これらの問題に対処するため，「刺し口」の探し方を身につけることから始めてみるとよい。

表2 ツツガムシ病の診療上の問題点

① ツツガムシ病が想起できない
② 「刺し口」が認識されるまでは，鑑別疾患が多い
③ ツツガムシ病を想起しつつも診断できない
④ （商業検査のみでは）確定診断できない
⑤ 経験的治療（テトラサイクリンの処方）をして終わってしまうことも多い

刺し口を探す

- 基本的に，（患者と同性の）看護師立会いのもと，全身の体表をくまなく観察する。
- 文献[3]によれば体幹の前面が8割で，腋窩・鼠径部・頸部に注意すべきとされている（**図1**）。
- 刺し口/痂皮が見過ごされやすい箇所（下記）を覚えるとよい。
  1. 体毛や下着で隠れる部分（頭髪，陰毛，臀部，陰部）
  2. 「あな」（外耳孔，臍）
  3. 非典型的な所見：痂皮ができる前の皮疹か，痂皮が剥がれ落ちたあとの潰瘍部分

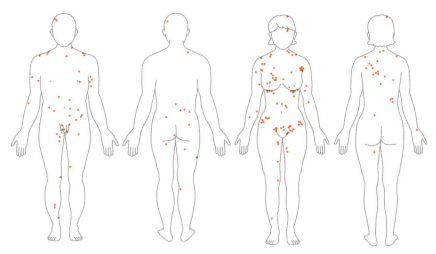

図1 ツツガムシ病患者における刺し口の部位
左から男性の前面，男性の背面，女性の前面，女性の背面。

（文献3より抜粋）

どうしたらツツガムシ病を想起できるのか

- **表2**の①に関することではあるが，どうしたらツツガムシ病を想起できるかである。
- まず患者が住んでいる場所を認識しておくことが重要であるが，それだけでなく活動地域（職場など）の地域名まで把握する。一番単純な方法として，かつてツツガムシ病が発生したことのある地域かどうかを日頃から調べておくのが望ましい。
- 次に現在の「時期」に注意する。「11月熱」とも呼ばれるタテツツガムシによるツツガムシ病は，晩秋から初冬，つまり10月末から11月末の雪が降るまでに多い。この時期はタテツツガムシの幼虫が活発に活動する。
- その上で病歴聴取を重視する。野外活動歴の聴取は重要だが，単に「野外活動はしましたか？」「農作業ですか？」程度では不足である。もっと具体的に問いかける。たとえば「（ツツガムシが好む）日当たりのよい河川敷などで何か活動しましたか？」と聞く。さらに「草むらの移動の途中で用を足すため（いつものように）ズボンと下着を下ろしましたか？」，「入浴せずにとにかく長時間作業しましたか？」など，病歴聴取において一見"枝葉"と思えることにも関心を持つ癖を日頃からつけておくことが大切である。
- 小さなツツガムシの幼虫が皮膚に吸着し血液を吸い，病原体が体内に侵入する時間（およそ5～6時間）を，ストーリーとして描けるような病歴を聞き出す。これが必ず拾えるわけではないが，このプロセスがなければ病原体は感染しないはずである。
- 居住地や季節を日頃から意識し，チェックリスト式の問診でなく文字通りヒストリーを聞き出す病歴聴取の中から，「ツツガムシ病かもしれない」という感覚が生じてくる。

身体診察

- 次は詳細な身体診察である。狙うのは，刺し口，発熱，発疹だが，この三徴がそろわないことはある。
- そこで，三徴以外の周辺症状，すなわち頭痛，全身倦怠感，リンパ節腫脹，比較的徐脈，血小板減少，肝機能異常，末梢血での異型リンパ球出現を探す。
- ダニに刺されてから10～14日後に発熱などの何らかの臨床症状が出現する。
- 発熱がペニシリン系，セフェム系といったβラクタム系抗菌薬に反応しないこともヒントになることがある。
- リンパ節腫脹は時に顕著となるため必ず診察する。ただし，不明熱，肝機能異常，血小板減少などの組み合わせから，リンパ腫と間違われることもある。また末梢血異型リンパ球の出現は，伝染性単核球症と病像が重複してしまう。この場合，皮疹は薬疹と解釈されることが多い。ウイルス感染症とツツガムシ病の臨床所見がmimicしてしまうのはこの辺りが要因である。皮疹を伴うアグレッシブな経過のリンパ腫はT細胞性リンパ腫でよくみかけるので，ツツガムシ病であるのにT細胞性リンパ腫と誤診されることもある。
- ツツガムシ病による発疹は，臨床症状が出現後3～5日頃から出てくる（ちょっと遅れる）。顔面，胸腹部，四肢などに淡紅色の粟粒大から小豆大の丘疹状の皮疹が出現する（図2）。一個一個の紅斑の境界がさほど明瞭でなく「ぼたん雪」のようであると表現されることもある。

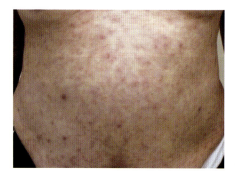

図2 ツツガムシ病の発疹（腹部）
77歳，男性。11月下旬。愛知県三河地方の柿の木農家。Irie/Kawasaki株と判明。右下腿遠位部後面にダニの刺し口があったが，本人は刺された自覚はなかった（筆者が確認した）。外来通院でミノサイクリンの点滴と内服を併用して1週間ほどで治癒した。

検査

- ツツガムシ病を疑ったら次の検査を実施する。
- 血液検査は血算，末梢血の血液像，生化学（AST，ALT，LDH，CK，BUN，Cr，CRPなど），凝固（PT，APTT，Dダイマー）を実施すれば足りると思われる。後述するツツガムシ病の抗体検査用に，血清を確保しておくのも有用である。
- 血液検査以外にも他疾患との鑑別や合併症の把握のため，尿検査，心電図，胸部X線

検査なども必要に応じて実施するとよい。
- 特に，下記のような重症とも言える合併症もありうるので，バイタルサインや現症に忠実に鑑別，精査をしていく。
  - 腎機能障害
  - 電解質異常（低ナトリウム血症[4]など）
  - 異型肺炎
  - 無菌性髄膜炎
  - 消化管出血（凝固異常や血小板減少をベースに）

ツツガムシ病診断のための検査

- 地域の保健所/衛生研究所などに連絡し依頼したり，ツツガムシ病の診断・治療に詳しい臨床医に聞くのが望ましい。
- 商業的検査の血清検査には落とし穴がある。というのも，Kato，Gilliam，Karpの3株のみの検査となってしまうからである。また，ツツガムシ病に限らないが，発症初期には抗体価上昇がみられないことがあるため，誤ってツツガムシ病を否定しかねない。
- ツツガムシ病では，「11月熱」である秋のツツガムシ・タテツツガムシ媒介性のものを忘れるべきでなく[5]，その場合Irie/Kawasaki，あるいはHirano/Kurokiに商業的検査では対応できない。Shimokoshi株を見逃してしまう可能性もある。
- また，痂皮などに対して遺伝子検査（PCR）を並行して行って初めて特定に至る場合もあり，やはり地域の衛生研究所や信頼できる病院，研究機関などに依頼するのがよい。痂皮は情報の宝庫とされ，遺伝子検査の特異度は高いので必ず現場で剝離して保存しておく。

3 診断後の対応・経過観察

治療は疑った時点で直ちに開始

- ツツガムシ病は，発症者の約10％が重症化すると言われる。特に初夏に多いKarp型で重症化しやすい。血小板減少，播種性血管内凝固症候群（disseminated intravascular coagulation；DIC），多臓器不全，出血傾向を呈し，ツツガムシ病の確証が得られなければ，他疾患（日本紅斑熱，SFTSなど）との鑑別が問題になる。
- よって，治療は疑った時点で直ちに開始するのがよい。ミノサイクリン100mgを1日2回点滴静注，あるいは軽症例ならドキシサイクリン100mgを1日2回内服，もしくはミノサイクリン100mgを1日2回内服とする。
- 治療期間は7〜10日間とされ，重症例なら14日間とることが多い。

まとめ

▶ツツガムシ病の診断は，とにかく疑うことに尽きる。

▶ただし，「疑うためにはどうするか」を真剣に考えておく必要がある。

▶「ダニの刺し口」は有力な所見だが，「刺し口を何が何でも見つける」と考えて探さないとみつからない場合も多い。

▶ツツガムシ病の臨床像はウイルス感染症の病像と似るため，日頃のウイルス感染症の診療の中で，不意に紛れてくるツツガムシ病の患者を見逃さないようにしたい。

▶疑ったらテトラサイクリンによる治療を優先する。

文 献

1) 成田 雅：診断のゲシュタルトとデギュスタシオン．岩田健太郎，編．金芳堂，2013，p261-6．
2) 山藤栄一郎, 他：レジデントノート．2014；16(2)：388-92．
3) Kim DM, et al：Am J Trop Med Hyg．2007；76(5)：806-9．
4) 志智大介, 他：感染症誌．2008；82(4)：335-40．
5) 成田 雅, 他：日内会誌．2012；101(1)：164-7．

——————— 國松淳和

3章 Caseで学ぶ発熱と「プラスα」の鑑別診断Basic —— ここまでのおさらいと臨床応用

■ 3章を読む前に

　第3章は，第1章での総論的な解説，第2章での疾患別の各論的な掘り下げに続いて，症例をベースにした復習的な内容で展開する．6つのCaseを取り上げ，それぞれ単なる症例提示でなく，詳細な解説を加えた．流れの中でどう疑い，どう診断していくかの道筋に注目して読んで頂きたい．

　「ケーススタディ」というと，とかく平板な鑑別診断の羅列，無難な症候学上の文献提示（エビデンスなどと嘯きながら），誰でも生成できるような薄い"Take home message"などで構成され，辟易してしまうことがある．

　では，この第3章は他書と何が異なるか？　何が特徴か？　と言えば，①現場での判断の根拠や思考の道筋を提示していること，②考察は調べればわかるような文献の知識を並べ立てるのではなく，多少経験知を用いてよいから1つの思考プロセスを例示するつもりで書いていること，③rare/atypicalなケースを示すのではなく，基本を重視し，むしろ典型的なウイルス性疾患を題材にしたこと，などである．

　「外来で"かぜ"以外のウイルス性疾患あるいはその周辺に強くなる」という本書の表向きのテーマのほかに，隠されたテーマとして「発熱を不明熱にしない」がある．不明熱になりそうな発熱において，考え方の第一歩として「発熱＋α」という発想がある．つまり，プラスαの「α」を推論上のヒントにして，病像や鑑別すべき疾患について明らかにしていく．どんな「α」を本章で扱うかは見出しを眺めて頂きたい．

　外来で問題になる"かぜ"以外のウイルス性疾患の臨床について，学びの仕上げとしてこの第3章をぜひご利用頂きたい．

——國松淳和

Case 1 45歳,男性 — 発熱＋肝機能障害

1 症例提示

■ エピソード①——6月2日初診

【主訴】発熱,倦怠感。
【現病歴】1週ほど前から熱っぽく,体がだるい。改善しないため当院を受診した。
【社会歴】システムエンジニア。
【シックコンタクト】なし。
【現症】体温37.5℃,血圧104/74mmHg,心拍数76回/分,SpO₂ 97%。
【身体所見】結膜充血なし。頸部のリンパ節腫大なし,圧痛なし,皮疹なし。四肢に浮腫および皮疹なし。体幹にも皮疹なし。その他,特記すべき異常を認めない。

アセスメント

- 発熱・倦怠感以外の症状に乏しい。局在する感染徴候がない。全身状態はよい。この場合,我々(NCGM-GIM)はウイルス感染症と考えて対応することが多い。良くも悪くもならずに1週近く同様の症状が遷延しつつある。診断名のあたりがつけられない状況である。
- そこで血液検査を実施したところ,**表1**の結果を得た。強くはないが肝機能異常と,白血球総数およびリンパ球・異型リンパ球(20%)の増加がみられる。つまり本例では,血算異常と肝機能異常が認められる。
- ここで第1章のおさらいをする(**表2**)。

> EBV初感染に伴う伝染性単核球症(EBV-IM)は,中等度以上の肝炎をほぼ必発とし,末梢血ではリンパ球数著増に伴って異型リンパ球が多数出現し,トータルでは白血球総数が上昇する。このパターンをみたらEBV-IMを疑う(リンパ球増多が著しい場合でも肝炎がmildならばむしろCMV初感染を考えてもよい)。

表1 初診時（6月2日）の血液検査結果

AST (U/L)	47 〔13〜30〕
ALT (U/L)	53 〔10〜42〕
LDH (U/L)	445 〔124〜222〕
ALP (U/L)	188
γ-GTP (U/L)	21
BUN (mg/dL)	17.6
Cre (mg/dL)	0.91
CRP (mg/dL)	1.58 〔0〜0.3〕
WBC (/μL)	12,200 〔3,300〜8,600〕
Hb (g/dL)	16.5
MCV (fL)	90.9
MCH (pg)	29.4
Plt (×10^4/μL)	24.2

血液像（視算血像）	値
Seg (%)	24
Band (%)	3
Lymph (%)	42
Mono (%)	2
Eosino (%)	5
Baso (%)	4
Aty-Lymph (%)	20

〔　〕内は基準値
赤字は基準より高値

表2 1章3の表1（13頁）よりCase 1の該当部分を抜粋したもの

	EBV	CMV
病歴	−	−
年齢	15〜25歳が多い	20〜30歳代が多い
白血球数	増加する	−
リンパ球数	↑↑	↑
次に行うべき検査	EBNA抗体 VCA-IgM抗体	CMV-IgM抗体 CMV-IgG抗体

- よって，本例では血算パターンだけみればEBV-IMが考えやすい。CMV-IgMも提出するとしても，どちらかというとEBVによるものが考えやすい。抗体検査を追加して6日後に再診を指示した。

エピソード②──6月8日再診

- 再診時の患者の弁は「変わらない。ちょっと悪化したかな」であった。**表3**に前回のウイルス抗体検査の結果を示す。**表4**に，この日の一般血液検査結果も示す。

表3 初診時（6月2日）のウイルス抗体検査結果

	結果	正常
EBNA抗体	160倍	＜10倍
EBV VCA-IgM抗体	＜10倍	＜10倍
CMV-IgG抗体	陰性	陰性
CMV-IgM抗体	陽性：index 7.58	陰性

赤字は基準より高値

表4 再診時（6月8日）の血液検査結果

項目	値	項目	値
AST (U/L)	85 〔13〜30〕	WBC (/μL)	17,690 〔3,300〜8,600〕
ALT (U/L)	100 〔10〜42〕	Hb (g/dL)	14.4
LDH (U/L)	437 〔124〜222〕	MCV (fL)	90.6
ALP (U/L)	204	MCH (pg)	29.3
γ-GTP (U/L)	23	Plt (×10⁴/μL)	28.1
BUN (mg/dL)	14.0	血液像（視算血像） Seg (%)	26
Cre (mg/dL)	0.91	Band (%)	2
CRP (mg/dL)	0.92 〔0〜0.3〕	Lymph (%)	49
		Mono (%)	4
		Eosino (%)	6
		Baso (%)	1
		Aty-Lymph (%)	12

〔　〕内は基準値
赤字は基準より高値

診断のポイント

- 第1章では以下のポイントを述べたが，**表3**のウイルス抗体検査結果の通り，本例はEBVではなくCMVの初感染であったことが示唆された。

> EBVによる伝染性単核球症では（白血球総数が他のウイルスと比べて）例外的に上昇することが多い。これは，異型リンパ球を含め，リンパ球の絶対数が増加するからである。この現象自体，他のウイルス種・病態ではあまりみないので鑑別点になる。

- 第1章から，さらにCMVについて以下のポイントを再掲する。

> CMVは，"軽いEBV-IM"という理解も成り立ち，白血球総数や異型リンパ球の上昇が時にありうる。
> CMV初感染の症状の程度は幅広いが，総じてEBV-IMよりもmildである。年齢や病像で特異的な絞り込みは難しいが，否定できないと考えるときは血清抗体（IgMなど）を提出するしかない。現実的には，EBV-IMを疑ったときにはCMV初感染も考慮する。

最終診断 CMV初感染に伴う伝染性単核球症様症候群

2 考察

- CMV初感染に伴って，EBV-IM様のウイルス症候群が生じることがあるのは臨床ではよく知られている．本例における焦点として，以下の2点を挙げて検討する．
  ①初診時に「EBV-IM」と決め打ちせずにCMVの抗体を提出したことについて
  ②他の疾患の可能性について

初診時に「EBV-IM」と決め打ちせずにCMVの抗体を提出したことについて

- まず，本例をみたときに「IM様である」ことはすぐにわからねばならない．このとき，「白血球数が正常より高いこのパターンはEBVに多い」という経験から，「CMVよりもEBVだろう」との印象を強く持ってしまった．正直に言えば，初診時にCMV抗体まで提出したのは，"偶然"であった．
- 今思えば，本例は「EBV-IMにしては年齢が上」だったように思う（45歳のCMV初感染は優にありうるが，EBV-IMにしてはややhigh age）．このセンスは重要である．
- 確かに中高年のEBV初感染は稀ながらありうる．しかしその場合は，劇症かと思えるくらい肝炎が著しかったり，典型症状を欠き，炎症や高熱が遷延して不明熱的病像となる[1,2]．本例ではこのどちらでもない．
- 文献的には，40歳代以降のEBV-IM症例では，若年者に比べリンパ節腫脹や咽頭炎を呈する頻度が少なく，発熱の遷延や肝機能障害が目立つ傾向にあるとする報告がある[1,3~5]．
- 高齢者のEBV-IMは初診時，肝炎，胆嚢炎，心内膜炎，リンパ腫，白血病などに間違われて診断が遅れるとの指摘もある[1,2]．
- 以上より，本例は「high ageのEBV-IM」の特徴を持ち合わせていない．たとえば肝機能異常が目立っていないし，"IM-like"であることは血液検査結果からわかったので不明熱的とはなっていない．初診時の最も妥当な判断は，「EBV-IMにしては年齢がやや高く，また臨床症状や肝炎もmildであることから，どちらかというとCMV初感染を疑う．よって，EBV/CMV抗体の両方を提出して検討する」であったと思われる．

他の疾患の可能性について

- 初診時の情報だけみると，海外渡航歴，性交渉歴，セクシャリティ，家族歴などが聴取されていないことになる．これは，ウイルス性疾患診療をする上で明らかに情報が不足している．
- たとえば，この患者が5月10～16日までインドネシアに渡航していて，5月26日

に症状が出現していたとした場合，潜伏期は10〜16日である．これは短くも長くもない潜伏期間であり，マラリア，腸チフス，レプトスピラ症，ブルセラ症，トキソプラズマ症，Q熱リケッチアなどが鑑別に挙がる．もちろん地域や臨床症状などでもう少し絞られていくであろうが，海外渡航歴の問診1つで随分想定する病原体の方向性が変わっていくのである．

- また，この患者がいわゆるMSM（男性と性交渉する男性，men who have sex with men）だったとすると，性交渉関連の感染症のリスクが高いことがわかるので，HIVやHBVをより考慮するかもしれない．
- このように「特異的な病歴」を聞き出すことができたなら，肝機能障害や血算の情報については度外視できることが多い．よって病歴聴取は非常に重要であり，診断のための武器となる．
- 本例では，全身状態がよいことについて初診時にアセスメントがなされているが，状態のよい菌血症などいくらでもありうる．菌血症は，敗血症と同義ではない．この症例では，少なくとも初診時には菌血症は否定できていない．これは血液培養の採取によって鑑別されるので，初診時の段階では血液培養を行ってもよかったと思われる．

考察のまとめ

- EBV-IMかもしれないと思える血算異常をみても，全体をよく見直し，EBV-IMとして非典型性があれば，CMV初感染を疑う．その推論の前提にあるのは初診時の的確な病歴聴取であり，もし有力な情報が入手できれば，それは血液検査結果などから得られる情報を質で凌駕しうる．

POINT
- ▶ EBVによる伝染性単核球症と思われる症例では，同時にCMV初感染も念頭に置く．
- ▶ CMV初感染に伴う伝染性単核球症様症候群は，EBVによる伝染性単核球症と比べやや年齢層が上で，肝炎がmildである．
- ▶ CMV初感染に伴う伝染性単核球症様症候群では，通常白血球総数（またはリンパ球数）はそこまで増加しない（正常範囲のことも多い）が，EBVによる伝染性単核球症では白血球総数や異型リンパ球の増加が時にみられる．

文献
1) Auwaerter PG：JAMA. 1999；281(5)：454-9.
2) Axelrod P, et al：Am Fam Physician. 1990；42(6)：1599-606.
3) Horwitz CA, et al：Am J Med. 1976；61(3)：333-9.
4) Horwitz CA, et al：Medicine (Baltimore). 1983；62(4)：256-62.
5) Halevy J, et al：Am J Med Sci. 1988；295(2)：122-4.

——— 國松淳和

Case 2 26歳，女性 ——発熱＋白血球減少

1 症例提示

エピソード①——初診時

【主訴】発熱

【現病歴】来院40日前，発熱と咽頭痛が出現。近医内科を受診し，ロキソプロフェンとモキシフロキサシンを処方された。症状が改善しないため，来院21日前，近医耳鼻科を受診。セフジトレン，プレドニゾロン30mgを処方され症状は改善した。しかし，症状が再燃し，38℃を超える熱が持続したため来院10日前，前医（内科）を受診。セフカペンピボキシルを処方されたが症状が改善せず当院へ紹介となった。2カ月後に結婚式を控えており，非常に心配している様子であった。

【既往歴】なし。

【社会歴・生活歴】会社員。6カ月前に温泉旅行。動物接触あり（犬を飼っている）。

【家族歴】膠原病の家族歴なし。妹が喘息。

【現症】全身状態良好，体温36.9℃，血圧118/73 mmHg，脈拍105回/分，SpO$_2$ 99％。

【身体所見】口腔内異常なし。左側頸部に複数の可動性良好・弾性軟・圧痛を伴う腫大したリンパ節を触知。皮疹なし。その他，特記すべき所見なし。

初回アセスメント

- 1カ月以上続く発熱と頸部の痛みを訴えてきた若年女性の症例である。頸部の痛みに関しては身体診察上，左優位の側頸部リンパ節腫大に由来する痛みと考えられた。
- 血液検査（表1）では，白血球減少と少数の異型リンパ球の出現を認めるが，肝障害は認められなかった。伝染性単核球症の可能性は下がるかもしれない。
- 発熱が持続するわりに消耗感はなく，比較的元気な状態ではあったが，精神的に疲労している様子であった。まずは疾患頻度を考えて，EBV，CMVの初感染を除外するための検査を行っておいてよいだろう。また若年女性であることからSLEにも注意

表1 初診時の血液検査結果

項目	値		項目	値
Alb (g/dL)	4.0		Neutro (%)	50
AST (U/L)	25		Lymph (%)	35
ALT (U/L)	11	血液像	Mono (%)	13
LDH (U/L)	359〔124〜222〕	(視算血像)	Eosino (%)	0
ALP (U/L)	221		Baso (%)	0
γ-GTP (U/L)	21		Aty-Lymph (%)	2
BUN (mg/dL)	6.6
Cre (mg/dL)	0.49
CRP (mg/dL)	1.03〔0〜0.3〕
WBC (/μL)	1,980〔3,300〜8,600〕
Hb (g/dL)	12.8
Plt (×10⁴/μL)	17.9

尿検査および胸部X線検査は正常。
〔　〕内は基準値
赤字は基準より高値，
青字は基準より低値

していきたい。

- リンパ節の腫脹と発熱という組み合わせであればリンパ腫も見逃せない疾患であるが，若年であり疫学的にその可能性は低い。
- 発熱が遷延し，患者の不安が強く，希望もあることから安静も兼ねて精査目的で入院する方針となった。入院時に行った追加の血液検査結果（表2）を示す。
- 図1A，Bに別症例の典型的な菊池病の頸部造影CT画像を示す。どちらも側頸部に，縦に数珠状に連なる腫大リンパ節を認める所見があることがわかる。本例Case2の患者でもこれらと同様のCT所見を得た。

> **Tips　菊池病患者の腫大リンパ節の分布パターン**
>
> ▶ 図2は，さらに別の菊池病患者のPET画像である。右優位・縦長に集簇する頸部リンパ節腫脹を認めるほか，それぞれ腋窩リンパ節腫大にまで至っているのが明瞭に可視化されているのがよくわかるであろう。菊池病では頸部リンパ節腫脹が疾患上のhallmarkだが，腋窩リンパ節腫脹は頸部の次にコモンである。逆に，腋窩リンパ節が腫大していながら，縦隔には病変を認めていないことに注目されたい。エビデンスはないが，これは菊池病に特徴的な腫大パターンであるとみている。なお，腹腔や鼠径のリンパ節は菊池病では通常腫脹しないと考えてよい。

表2　追加の血液検査結果（入院時）

項目	値	項目	値
CMV-IgG抗体	(+)	フェリチン (ng/mL)	231
CMV-IgM抗体	(−)	QFT	(−)
EBV VCA-IgG抗体	160倍	可溶性IL-2受容体 (IU/mL)	114
EBV VCA-IgM抗体	<10倍	抗核抗体	40倍
HIV抗体	(−)		

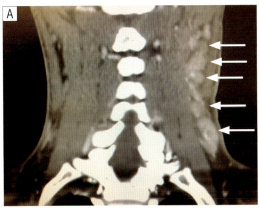
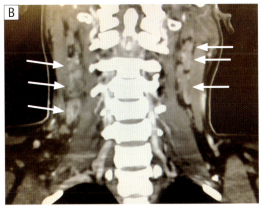
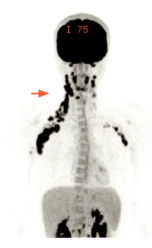

図2 (参考画像) 菊池病患者のPET画像
縦に数珠状に連なるリンパ節腫脹がよくわかる。

図1 (参考画像) 菊池病患者の頸部造影CT画像 (冠状断)
A. 33歳日本人女性。左側の側頸部に縦長の数珠状に連なる腫大リンパ節 (矢印) を認める。
B. 29歳韓国人女性。両側の側頸部に縦長の数珠状に連なる腫大リンパ節 (矢印) を認める。右側では、一部でリンパ節内部に不整形で辺縁やや不明瞭の低吸収域を認め、壊死所見を示唆しているのかもしれない。

追加アセスメント

- 入院後、追加した血液検査結果からはCMV、EBVによる伝染性単核球症やHIV感染、結核性リンパ節炎の可能性は低い。片側性で、圧痛を伴う頸部リンパ節腫脹としては基本的には局所病変が考えられる。溶連菌などによる化膿性リンパ節炎や頸部膿瘍も鑑別となりうるが、今回は経過が1カ月以上になることから可能性はやはり低い。CTでは頸部膿瘍は認められなかった。ほかに認められた異型リンパ球の出現や白血球減少は、細菌感染症では出現しにくい。血液培養も採取したが陰性であった。
- ここで一度プロブレムリストを作成し、整理してみる。

＃特に既往のない若年日本人女性
＃1カ月続く発熱
＃圧痛を伴う片側性のリンパ節腫脹 (他部位のリンパ節腫脹なし)
＃CRP 1mg/dL
＃LDH上昇
＃白血球減少
＃末梢血異型リンパ球の出現

- このリストは、菊池病の病像としては非常に典型的である。若年女性であり、抗核抗

- 体が低力価であるものの陽性であったことから，念のため（将来的に留意する必要があるかもしれないので）SLEに分類されるかどうかの検討はしておいたほうがよい。
- SLEの分類基準を**表3**，**4**に掲げる。
- **表3**の米国リウマチ学会（ACR）の分類基準における「9. 血算異常」，「11. 抗核抗体」を現段階では満たすことになる。この分類基準では，各項目が同時にそろわなくてもよいため，今後の症状観察が必要になる。
- **表4**のSLICC（Systemic Lupus International Collaborating Clinics）の分類基準をみてみると，臨床項目からは「10. 白血球減少」，免疫項目からは「1. 抗核抗体」がそれぞれ該当することとなる。免疫項目のいくつかは未検査であるため分類基準を満たす可能性はあるかもしれない。
- 本例では，追加で免疫学的異常項目である抗DNA抗体，抗Sm抗体，抗リン脂質抗体を測定したがいずれも陰性であった。低補体や直接クームス陽性も認められなかった。
- 以上を考慮すると，現段階では分類基準上もSLEと診断するには至らず，臨床所見からは菊池病がもっともらしいと考えられた。

最終診断 菊池病（組織球性壊死性リンパ節炎）

表3 米国リウマチ学会（ACR）によるSLE分類基準（1997年）

1. 頬部紅斑：鼻梁から鼻唇溝へ広がる紅斑，平坦なことも隆起していることもある
2. 円板状皮疹
3. 日光過敏：日光に対する過敏な反応による皮疹
4. 口腔内潰瘍：口腔，鼻咽頭の潰瘍，通常無痛性
5. 関節炎：2箇所以上の末梢性の非破壊性関節炎で痛み，腫脹，関節液貯留を伴う
6. 漿膜炎：次のいずれか（胸膜炎－胸痛，胸膜摩擦音，胸水，心膜炎－心電図，心膜摩擦音，心嚢水）
7. 腎障害：尿蛋白0.5g/日もしくは（3＋），細胞性円柱
8. 神経障害：次のいずれか➡痙攣，精神症状
9. 血算異常：溶血性貧血，WBC＜4,000/mm^3，リンパ球＜1,500/mm^3，Plt＜100,000/mm^3
10. 免疫異常：抗DNA抗体，抗Sm抗体，抗リン脂質抗体のいずれか
11. 抗核抗体

上記4項目以上でSLEと分類する（出現時期は一致しなくてもよい）。

表4 SLICCの分類基準（2012年）

	項目	内容
臨床11項目	1. 急性皮膚ループス	皮膚筋炎を除外。ループス頬部皮疹（頬部円板状皮疹は含まない），水疱性ループス，SLEに伴う中毒性表皮壊死症，斑状丘疹状ループス皮疹，光線過敏ループス皮疹．あるいは亜急性皮膚ループス（瘢痕を残さずに治る非硬化性の乾癬状あるいは標的状皮疹．炎症後の色素沈着異常や毛細血管拡張症を伴うことはある）。
	2. 慢性皮膚ループス	古典的円板状皮疹：限局（頸部より上）あるいは全身（頸部ならびに頸部以下），過形成（疣贅状）ループス，ループス脂肪織炎（深在性ループス），粘膜ループス，慢性ループスエリテマトーデス，凍瘡状ループス，円板状ループスと扁平苔癬の重複。
	3. 口腔潰瘍	口蓋，頬部，舌，あるいは鼻腔潰瘍。ただし，血管炎，ベーチェット病，ヘルペスなどの感染症，炎症性腸疾患，反応性関節炎，酸性食品などの他の既知の病因を除く。
	4. 非瘢痕性脱毛	びまん性に薄い，あるいは壊れた毛髪がみられる傷んだ毛髪。ただし，円形脱毛症，薬剤性，鉄欠乏，男性ホルモンによる脱毛症など他の既知の病因を除く。
	5. 滑膜炎	2箇所以上の関節腫脹あるいは滑液貯留を伴う滑膜炎。または2箇所以上の関節痛と30分以上の朝のこわばり。
	6. 漿膜炎	1日以上続く典型的な胸膜炎，または胸水，胸膜摩擦音。1日以上続く典型的な心外膜炎による痛み（臥位で痛み，前かがみ坐位で軽減する），または心嚢液貯留，心外膜摩擦音，心エコーによる心外膜炎。ただし，感染症，尿毒症，Dressler心外膜炎など他の既知の病因を除く。
	7. 腎症	尿蛋白/クレアチニン比（または24時間尿蛋白）で1日500mg以上の尿蛋白が推定される。または赤血球円柱
	8. 神経症状	痙攣，精神障害，多発単神経炎（血管炎など他の病因を除く），脊髄炎，末梢神経障害，脳神経障害（血管炎，感染症，糖尿病などの他の病因を除く）。急性錯乱状態（中毒，代謝疾患，尿毒症，薬剤性などの他の病因を除く）。
	9. 溶血性貧血	
	10. 白血球減少/リンパ球減少	少なくとも1回はWBC＜4,000/mm^3。ただしFelty症候群，薬剤性，門脈圧亢進症など他の病因を除く。あるいは少なくとも1回はリンパ球＜1,000/mm^3。ただしステロイドによるもの，薬剤性，感染症など他の病因を除く。
	11. 血小板減少	少なくとも1回はPlt＜100,000/mm^3。薬剤性，門脈圧亢進症，血栓性血小板減少性紫斑病などの他の病因を除く。
免疫6項目	1. 抗核抗体	
	2. 抗ds-DNA抗体	
	3. 抗Sm抗体	
	4. 抗リン脂質抗体	ループスコアグラント陽性，RPRテスト偽陽性，中〜抗力価の抗カルジオリピン抗体（IgA, IgGまたはIgM），抗β2-glycoprotein抗体陽性（IgA, IgGまたはIgM）
	5. 低補体	
	6. 溶血性貧血がなく直接クームステスト陽性	

臨床11項目と免疫6項目からそれぞれ1項目以上，合計4項目でSLEと分類する。項目が同時に出現する必要はない。

2 考察

本例の菊池病の診断について

- 確定診断を要する必要がある場合はリンパ節生検（外科的リンパ節切除）を施行することも考慮するが，リンパ節生検はリスクがあり，傷も残存する可能性がある。
- 本例の症状や臨床像は菊池病として典型的であり，結婚を控えた若年女性であることから美容的な面も考慮し，リンパ節生検は行わず，経過で非典型な症状が出現する場合に生検を考慮することを説明し患者の同意を得た。

治療経過

- 菊池病はほとんどのケースで自然軽快するが，症状緩和目的にステロイドを使用することがある[1]。今回は発熱が1カ月続いていたため，経過観察でも改善がみられることを説明した上で，患者と相談し0.5mg/kgのプレドニゾロンを開始した。症状は速やかに消失し，血液検査のデータも改善した（**表5**）。適宜漸減し，短期で終了とした。

表5 プレドニゾロン加療終了2週間後の血液検査結果

項目	値	項目	値
Alb (g/dL)	3.9	WBC (/μL)	5,200
AST (U/L)	16	Hb (g/dL)	12.4
ALT (U/L)	10	Plt (×10^4/μL)	28,700
LDH (U/L)	128		
ALP (U/L)	140		
γ-GTP (U/L)	21		
BUN (mg/dL)	10.6		
Cre (mg/dL)	0.44		
CRP (mg/dL)	0.02		

血液像（視算血像）	値
Neutro (%)	58
Lymph (%)	30
Mono (%)	10
Eosino (%)	0
Baso (%)	2
Aty-Lymph (%)	0

菊池病に対するステロイド治療について

- ステロイド適応に関しては，エビデンスはない。担当医の臨床判断に依っている。
- 菊池病におけるステロイド治療の意義は，対症療法にある。なので，患者さえよければ投与を控えてもよいし，逆に苦痛がひどいときはステロイド投与を行う理由にもなる。
- 文献[1]によれば，菊池病91例中29例（31.9%）でステロイドが使用されていた。ステロイドに限った治療の期間は，「10日間から2カ月」となっていた。ステロイド量は「プレドニゾンで0.5〜1.0mg/kg」などとされていて明確な記述はない。

- 中村ら[2]の本邦69例の報告では，3割が自然軽快，3割でステロイド治療，4割でNSAIDs治療が行われていた。量はプレドニゾロン換算で0.5〜1.0mg/kgで治療が開始され，1カ月程度で症状に応じて漸減されたという。
- 初期量は30mg/日で十分コントロールできると思われる。プレドニゾロン0.5mg/kg/日でよいと思われる。また，投与期間は3〜4週間でよさそうである。具体的には，下記のように漸減しつつ合計25日間で終了する。今回の症例でもこのレジメンを適用した。

プレドニゾロン初期量 30mg/日とし，
- ➡ 30mg/日を5日間
- ➡ 20mg/日を5日間
- ➡ 15mg/日を5日間 　25日間で漸減・中止
- ➡ 10mg/日を5日間
- ➡ 5mg/日を5日間

- 菊池病におけるステロイドの反応性は非常に良好であるので，投与後に臨床症状の改善が乏しいようにみえるときは，すぐさま診断の見直しをしたほうがよい。

その後の外来経過とフォローの方針について

- 菊池病は，SLEへ移行するようにみえることがある[3〜5]。
- 本例でも外来で3カ月おきに受診してもらい経過観察した。1年後に37℃台の微熱と左側頸部のリンパ節の腫脹と圧痛が出現し，当院に来院した。再燃のリスクも説明していたため，本人は冷静で落ちついていた。
- アセトアミノフェンによる疼痛緩和を行い外来で経過観察したが，1週間以内に自然解熱し，頸部の痛みも消失していった。
- 当科では，菊池病診断例全員に対し，SLE発症を念頭に置いたフォローはルーティンとしていない。ただし，下記の項目などに該当するとき，フォローの対象とするかを考慮する。

- 頻回再発例である（その都度，症状が重いなど）。
- 皮疹を伴う菊池病である。
- 膠原病や免疫性血小板減少性紫斑病などの家族歴あるいは既往歴がある。
- 菊池病診断時に，抗核抗体が中等度以上の力価（160〜320倍以上），あるいは漿膜炎や関節炎を伴っていた，などがある。

- また，ステロイド治療をした菊池病は，定期フォローに入れるというより，治癒後のフォローを少し延長することが多い。

POINT
- ▶若年アジア人女性が頸部の有痛性リンパ節腫脹を呈し，発熱が長引くときは菊池病を鑑別疾患として考える。
- ▶典型例では生検を要さないことも多いが，非典型であれば他の鑑別疾患の精査も行いつつ生検を考慮する。
- ▶症状が遷延したり，症状が重い場合にはステロイド投与を考慮する。
- ▶軽快した後でも再燃したりSLEへ移行する症例がある。

文献
1) Dumas G, et al：Medicine (Baltimore). 2014；93(24)：372-82.
2) 中村 造, 他：感染症誌. 2009；83(4)：363-8.
3) Martínez-Vázquez C, et al：QJM. 1997；90(8)：531-3.
4) Murali MR, et al：N Engl J Med. 2007；357(7)：692-701.
5) Chen HC, et al：Rheumatol Int. 2005；25(4)：303-6.

〈藤江　聡〉

Case 3 15歳，男性 —— 発熱＋血小板減少

1 症例提示

■ エピソード①——8月某日の紹介状抜粋（ファクス）

「病名：不明熱，血球貪食症候群

（冒頭略）8月X日より咽頭痛，咳嗽が出現，X＋5日より38℃台の発熱，頭痛，嘔吐が加わりX＋9日に当院入院となりました。発症の約2週間前に学校の林間学校（東北地方）に参加したとのことです。虫刺されの記憶もあるとのこと。また同級生がX＋4日には他院で風疹と診断されています。海外渡航歴はありません。
X＋11日，四肢に皮疹が出現，同日の血液検査で肝機能障害，LDH上昇（約1,400 U/L），血小板減少（約$3×10^4/\mu L$）と血液検査上の異常が顕著となりました。白血球数は一貫して正常範囲内にあります。また発熱のわりに徐脈が目立っています。
病歴からツツガムシ病の可能性も考えX＋11日よりミノマイシン®の投与を開始しておりますが診断に難渋しており，転院のお願いを…（以下略）。」

- 以上の経緯でX＋12日，救急車で当院（都内）へ転院となった。

【主訴】発熱，皮疹。
【現病歴】上記。
【社会歴・生活歴】学生。発症2週間前に林間学校（東北地方）に参加，その際「虫に刺された」とのこと。直近2年間の海外渡航歴なし。動物飼育・接触歴なし。
【内服薬】アセトアミノフェン（頓用）。X＋11日よりミノマイシン®100mgを12時間ごとに内服。
【アレルギー歴】なし。
【シックコンタクト】最近，同級生が他院で「風疹」と診断された。
【現症】意識清明，体温37.1℃，脈拍50回/分・整，血圧116/78mmHg，呼吸数16回/分，SpO₂ 97%（room air）。

【身体所見】
頭部：眼球充血・黄染なし，眼瞼結膜貧血・点状出血なし，硬口蓋に点状出血あり，咽頭発赤軽度，白苔の付着なし。
頸部：両側後頸部リンパ節腫脹あり，甲状腺腫大なし，項部硬直その他髄膜刺激徴候なし。
胸部：心音整，異常心音・心雑音なし，呼吸音清。
腹部：平坦・軟，圧痛なし，明らかな肝脾腫大なし。両側鼠径リンパ節腫脹あり。
皮膚：両側前腕および両下肢（膝以遠）にほぼびまん性の紅斑を認める。紅斑の内部に斑状に正常皮膚が取り残されている部分あり。右足内顆，左足外顆にそれぞれ虫刺され痕あり（痂皮なし）。

【血液検査】結果を表1に示す。

【尿検査】比重1.015，蛋白（－），潜血（－），白血球反応（－）。

【胸部X線検査所見】正常。

【プロブレムリスト】

♯1週間前からの発熱，頭痛ほか
♯1日前からの四肢紅斑
♯肝機能障害
♯血小板減少
♯野外活動歴，虫刺されのエピソード
♯風疹（疑い）のシックコンタクト

表1 当院初診時（X＋12日）の血液検査結果

Alb (g/dL)	3.2	WBC (/μL)	4,080	HIV-1,2抗体	（－）
T-Bil (mg/dL)	0.8	RBC (×10⁴/μL)	545	EBV-EBNA抗体	（＋）
AST (U/L)	229〔13〜30〕	Hb (g/dL)	15.5	EBV VCA-IgG抗体	（＋）
ALT (U/L)	129〔10〜42〕	Ht (%)	43.5		
LDH (U/L)	1,267〔124〜222〕	Plt (×10⁴/μL)	4〔15.8〜34.8〕	EBV VCA-IgM抗体	（－）
ALP (U/L)	226	PT-INR	1.09	CMV-IgG抗体	（＋）
BUN (mg/dL)	7.4	APTT (sec)	36.3	CMV-IgM抗体	（－）
Cre (mg/dL)	0.68	Fib (mg/dL)	259	HBs抗原	（－）
Na (mEq/L)	134〔138〜145〕			HBc-IgM抗体	（－）
K (mEq/L)	4	血液像（視算血像） Neutro (%)	50	HCV抗体	（－）
Cl (mEq/L)	101	Lymph (%)	7	インフルエンザ	（－）
血糖 (mg/dL)	132	Mono (%)	4		
CRP (mg/dL)	0.34〔0〜0.3〕	Eosino (%)	3		
フェリチン (ng/mL)	15,770〔20〜250〕	Aty-Lymph (%)	4		

〔　〕内は基準値
赤字は基準より高値，
青字は基準より低値
※一部前医データを含む。

経過のまとめ

- 咽頭痛，頭痛といった局在性に乏しい，感冒とも言えるような経過で発症したが，その後発熱が顕著となり1週間近く続いていた。また転院前日に，発熱から遅れて四肢に紅斑が出現したとのことであった（図1）。
- 肝機能障害，血小板減少も紅斑の出現と同じくして急激に悪化した。
- 肺炎，髄膜炎など局所的な感染を示唆する徴候はみられなかった。

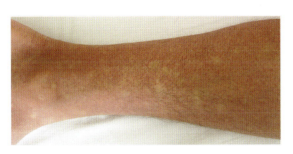

図1 下肢にみられた紅斑

アセスメント

- 発症から一貫して発熱をはじめとする非特異的な全身症状が続いており（下線①），ウイルス感染症，また野外活動歴（下線②）も併せてダニ媒介感染症を想起する。
- 前医で測定された結果に基づくとHIV感染症，伝染性単核球症，CMV感染症，肝炎（A，B，C型），インフルエンザは否定的であった。風疹はシックコンタクトの情報（下線③）が正確であれば重要な鑑別疾患となる。ただし，風疹の皮疹は通常顔面，体幹から出現する点が本例と合わない。
- ツツガムシ病は東北地方での野外活動歴，潜伏期間から重要な鑑別疾患と考えた。重症熱性血小板減少症候群の発生が報告されている西日本地域の滞在歴はなく，日本紅斑熱としては潜伏期間がやや長い（通常2～8日）ように思われた。
- 肝機能障害，高フェリチン血症を伴う血球異常（下線④）は血球貪食症候群（HPS）〔または血球貪食性リンパ組織球症（HLH）〕を思わせるが，血小板減少のみが突出していた。成人スチル病を背景としたHPSにおいて，もともと白血球増多があるために白血球数が減少しても基準範囲内にとどまることはあるが，本例では血小板減少がみられない時期においても白血球増多はみられておらず（下線⑤），成人スチル病は鑑別の上位に挙がらない。また皮疹の性状も典型的とは言えない。

鑑別疾患のまとめと治療方針

- ウイルス感染症：風疹（ただし皮疹の性状は合致しない）
- ダニ媒介感染症：ツツガムシ病
- 追加検査として風疹，ツツガムシ病の抗体検査を提出した。

- 治療は，前医で開始されているミノマイシン®の投与を継続。また血球減少が進行した場合は血球貪食症候群としてステロイド投与等も考慮する方針とした。

エピソード② ── X＋13日（転院翌日）

- 36℃台に解熱した。また血液検査では血小板数の改善がみられた（**表2**）。
- ミノマイシン®が奏効した可能性を考えたが，厚生労働省からの「デング熱の国内感染症例について（第一報）」において「今般，さいたま市内の医療機関から（中略），海外渡航歴がないにもかかわらず，デング熱（四類感染症）の感染が疑われる患者について情報提供があったことから，国立感染症研究所において確認検査を実施したところ，デング熱の患者であることが確認されました（以下略）」との発表[1]を受けて再度野外活動歴を確認したところ，夏休みのクラブ活動のため代々木公園（東京都）をたびたび訪れていたことが判明した。
- 海外渡航歴はないもののデング熱の可能性を考えて迅速検査を実施したところ，NS1抗原陽性，IgG抗体陽性，IgM抗体陽性となりデング熱の診断とした。皮疹をはじめとする各種症状，血液検査異常はいずれも一貫して改善傾向を示し，転院後1週間で自宅へ退院した。

表2 転院翌日の血液検査結果

AST（U/L）	286〔13〜30〕	WBC（/μL）	4,080	
ALT（U/L）	129〔10〜42〕	Hb（g/dL）	15.5	〔　〕内は基準値
LDH（U/L）	1,267〔124〜222〕	Ht（%）	43.5	赤字は基準より高値,
CRP（mg/dL）	0.34〔0〜0.3〕	Plt（×10⁴/μL）	9.8〔15.8〜34.8〕	青字は基準より低値

最終診断 デング熱

2　考察

- デング熱は輸入感染症のジャンルではポピュラーな疾患であり，東南アジア，南アジア，アフリカ，中南米を中心とする熱帯，亜熱帯地域に滞在歴のある者が帰国（あるいは日本入国）後1週間以内に発熱などの症状を呈した場合には比較的鑑別に挙がりやすいと思われる。逆に渡航歴がなければ，これまでは急性の熱性病態の鑑別に挙がることはまずなかった。
- 本例は渡航歴を欠き，従来であればデング熱を想起することもない状況であったが，症状の経過や血液検査上の変化はデング熱に合致していた。
- デング熱は比較的定型的な経過をとる（**図2**）[2]。有熱期には急性の38℃を超える発熱

や頭痛，筋肉痛，関節痛，悪心などが出現する．皮疹は初発症状としては少なく，他の症状に遅れて解熱する頃に出現することが多い．本例でも四肢の紅斑は転院前日(X＋11日)に出現しているが，結果的にちょうどこの時期を境に解熱していった．転院の打診があったのは有熱期から重症期に移行するタイミングであった．

- 重症期は当初の高熱が下がる頃，発症から3～7日目に始まる．血小板減少はこの時期に最も顕著となる．全身的な血漿漏出，出血傾向がみられ，ショックや臓器障害への注意が必要となる．本例でも急速な血小板減少が進行し，肝障害も相まってHPSの合併が懸念されるほどであった．

- しかし血小板減少に比して白血球，赤血球の低下はみられず，むしろヘマトクリット値は上昇傾向にあり，HPSの合併というよりは疾患そのものの特性として血小板減少を示していたと考えるほうが当てはまった．

- ウイルス感染症は発熱，血小板減少を呈し，かつ他の血球異常が目立たない疾患の代表格であり，伝染性単核球症，CMV感染症，急性HIV感染症などでも血小板減少がみられる．またインフルエンザの患者でも血液検査をしてみると，しばしば軽度の血小板減少が観察される．いずれも脾機能亢進を反映した所見と考えられるが，出血熱まで至ることのあるデング熱はこれらのウイルス感染症と比較してより血小板減少が顕著となりやすい(もちろん比較的軽度の低下ですむこともある)．

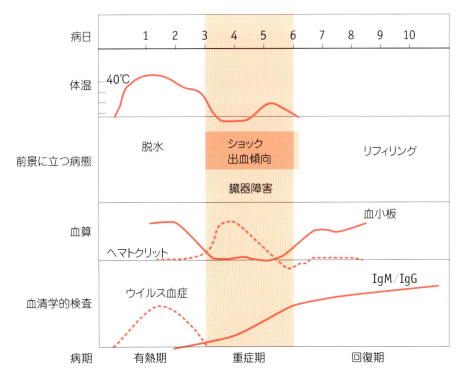

図2 デング熱の自然経過 (文献2を参考として作成，筆者和訳)

- 血小板減少は菊池病やSLEのような非感染性疾患でもしばしばみられる所見であるほか，プロトンポンプ阻害薬等の薬剤性の免疫機序により出現することもあるので，内服薬の確認も必須である。
- また，播種性血管内凝固症候群（DIC）や本例でも合併が疑われたHPSでももちろん血小板減少が出現するが，これらは原疾患の状況（敗血症性ショックを呈しているなど）や白血球，赤血球も含めた血球全体の推移をきちんと把握することで，その合併の有無を推論することができる。
- 血小板減少は熱性病態の診療でしばしば遭遇する血球異常である。①原疾患に伴う一次的な変化なのか，②（DICやHPSなどの）原疾患が引き金となって合併する二次的な病態に伴うものなのか，あるいは③薬剤性機序や肝硬変等のまったく別の病態の（偶然の）合併なのか，を見きわめるには一例一例丁寧に診療していくほかない。

> **Tips シックコンタクトの情報を鵜呑みにしない**
> ▶「同級生が風疹と診断された」というシックコンタクトがあるが，同級生も本例の患者と同様，代々木公園を複数回訪れており，当時の流行状況を考慮すると，実際にはこの同級生もデング熱に罹患していた可能性が高い。
> ▶発熱，発疹を主徴とする疾患の診断を苦手とする医師が多く，「とりあえず風疹，あるいは麻疹の疑い」とされることもあるので，シックコンタクトの情報を鵜呑みにしないよう注意が必要である。とはいえ，流行状況やシックコンタクトが重要な疾患群であるので，正確な情報を得る努力を欠かしてはならない。

POINT
- ▶「発熱，血小板減少」はウイルス感染症や非感染性疾患でウイルス感染症の鑑別対象となるツツガムシ病，SLEでしばしばみられ，一次的な変化とみても鑑別の幅は比較的広い。デング熱では解熱する頃を境に血小板減少が進行しやすい。
- ▶一方で，血小板減少はDIC，HPSの合併という二次的な病態，さらには薬剤性機序などの発熱の原因とはまったく別の病態に由来することもある。
- ▶デング熱については，まずは渡航感染症のひとつという認識でよいが，2014年夏に我々が経験した国内感染の流行が今後再現される可能性はある。夏季，蚊に刺される環境下にあった患者における急性の発熱，皮疹，血小板減少をみたときに，当然のようにこの疾患が鑑別に挙げられる時代もそう遠くないのかもしれない。

文献
1) 厚生労働省結核感染症課：デング熱の国内感染症例について（第一報）．2014年8月27日．
2) WHO：Dengue Guidelines for diagnosis, treatment, prevention and control. 2009.

――――佐藤達哉

Case 4　22歳，女性 —— 発熱＋リンパ節腫脹

1　症例提示

■ エピソード①── 7月10日初診

【主訴】発熱・頸部リンパ節腫脹

【現病歴】7月3日頃から発熱と頸部痛があり，増悪するため7月6日に近医に初診。体温37.4℃，全身倦怠感あり，診察で有痛性の頸部リンパ節腫脹を複数認めたと言う。血液検査では，**表1**のごとく白血球数と血小板数の値がやや低いのみで顕著な異常はなかった。対症療法（アセトアミノフェン），経過観察の方針となった。ところが翌日7月7日に39℃の高熱があり，数日たっても改善しないため7月10日に当院に紹介受診となった。

【社会歴】大学生。

【シックコンタクト】なし。

【現症】体温38.0℃，血圧100/68mmHg，心拍数70回/分，呼吸数14回/分，SpO₂ 98%。

【身体所見】

頭頸部：結膜充血なし，黄疸なし，咽頭発赤・腫脹なし，両側側頸部に可動性のよい有痛性の腫大リンパ節をそれぞれ3〜4個触知する（径10〜30mm）。

四肢：浮腫なし，皮疹なし。

表1　近医初診時（7月6日）の血液検査結果

AST (U/L)	18	WBC (/μL)	3,000 〔3,300〜8,600〕	血液像（自動）	Neutro (%)	65.7
ALT (U/L)	10	Hb (g/dL)	13.1		Lymph (%)	25.7
ALP (U/L)	188	MCV (fL)	84		Mono (%)	5.6
γ-GTP (U/L)	21	MCH (pg)	26.4		Eosino (%)	0.7
CRP (mg/dL)	0.25	Plt (×10⁴/μL)	10.7 〔15.8〜34.8〕		Baso (%)	2.3

〔　〕内は基準値
青字は基準より低値

体幹：皮疹なし。その他，特記すべき異常を認めない。
胸部：正常。
腹部：平坦・軟，脾臓を触知しない。

初診時アセスメントとプラン

- 若年者の発熱の遷延（約1週間）と頸部リンパ節腫脹。敗血症的でなく，また，かぜ・上気道症状もない。ウイルス性疾患や菊池病などが考えやすい状況。有痛性の頸部リンパ節腫大と前医のデータ（**表1**）で白血球数の若干の低下がみられ，菊池病が考えやすいかもしれない。

- 血液検査を実施したところ，**表2**のような結果を得た。肝障害の出現，血小板減少の進行，異型リンパ球増多を認めた。菊池病としては肝障害や血小板減少が矛盾する。ただし，アセトアミノフェンによる薬剤性肝障害ならありうる。その他，ウイルス性疾患の場合はウイルス種の絞り込みは難しい。少なくともリンパ球減少はしておらずむしろ上昇，リンパ節腫大や肝機能障害の存在などからEBVやCMVによる伝染性単核球症（IM）かもしれない。

- これらの鑑別のため，EBNA抗体・EBV VCA-IgM抗体・CMV-IgM抗体を提出した。また，ウイルス種・病態によらず，血小板減少の進行がみられるためこれを警戒して4日後に再診とし，再度血液検査をフォローアップすることとした。

表2 紹介初診時（7月10日）の血液検査結果

項目	値	項目	値
AST (U/L)	154 〔13〜30〕	WBC (/μL)	3,570
ALT (U/L)	106 〔10〜42〕	Hb (g/dL)	13.5
LDH (U/L)	493 〔124〜222〕	Plt (×10⁴/μL)	9.3 〔15.8〜34.8〕
ALP (U/L)	380 〔106〜322〕		
γ-GTP (U/L)	70 〔13〜64〕		
BUN (mg/dL)	10.2		
Cre (mg/dL)	0.91		
CRP (mg/dL)	1.16 〔0〜0.3〕		

血液像（視算血像）	値
Seg (%)	27
Band (%)	7
Lymph (%)	50
Mono (%)	4
Eosino (%)	1
Baso (%)	0
Aty-Lymph (%)	11

〔　〕内は基準値
赤字は基準より高値，青字は基準より低値

エピソード②──7月14日再診

- 「熱は37℃台。倦怠感と食欲低下がある。頭痛もする。大学の講義に出てみたが，授業後に嘔吐してしまった」とのこと。血液検査の結果を**表3**に示す。

表3 当院再診時（7月14日）の血液検査結果

AST（U/L）	399〔13～30〕	WBC（/μL）	13,650〔3,300～8,600〕
ALT（U/L）	408〔10～42〕	Hb（g/dL）	13.4
LDH（U/L）	731〔124～222〕	Plt（×10^4/μL）	12.4〔15.8～34.8〕
ALP（U/L）	729〔106～322〕		
γ-GTP（U/L）	174〔13～64〕		
BUN（mg/dL）	7.8		
Cre（mg/dL）	0.84		
CRP（mg/dL）	0.65〔0～0.3〕		

血液像（視算血像）		
	Seg（%）	27
	Band（%）	0
	Lymph（%）	51
	Mono（%）	2
	Eosino（%）	0
	Baso（%）	0
	Aty-Lymph（%）	20

〔 〕内は基準値
赤字は基準より高値，
青字は基準より低値

【身体所見】

バイタル：体温37.1℃，血圧120/78mmHg，心拍数86回/分。

頭頸部：結膜充血なし，黄疸なし，咽頭発赤・腫脹なし，側頸部のリンパ節はほぼ不変，有痛性がやや軽減，そのかわり後頸部にもリンパ節を触知するようになった（径15～20mm）。

腹部：左側腹部に圧痛を認める（深吸気でも疼痛あり）。左肋骨下縁に脾臓を触知し，その際に疼痛を認める。肝臓は触知せず叩打痛もないが，深呼吸をさせると肝臓の領域に疼痛が誘発される。

再診時のアセスメント～診断

- 表3は再診時の血液検査結果であるが，血小板は底を打ち，白血球総数はリンパ球増多を反映して上昇に転じている。また，肝障害がより顕性となり身体診察では肝脾腫を示唆する所見を得ている。この時点で初めてEBV初感染に伴う伝染性単核球症（EBV-IM）として典型的な諸所見がそろったことになる。

- また表4に紹介初診時のウイルス抗体のデータを示す。EBNA陰性は少なくとも過去のEBV感染が否定的であることを示す。CMVのIgMが陰性であり，本例はCMVの初感染は否定的で，臨床経過を併せるとEBV-IMが最も疑わしい。

表4 紹介初診時（7月10日）のウイルス抗体検査結果

EBNA抗体	＜10倍〔＜10倍〕
EBV VCA-IgG抗体	40倍〔＜10倍〕
EBV VCA-IgM抗体	10倍〔＜10倍〕
CMV-IgG抗体	陰性
CMV-IgM抗体	陰性

〔 〕内は基準値
赤字は基準より高値

最終診断 EBV初感染に伴う伝染性単核球症（EBV-IM）

2 考察

診断の補足

- 診断プロセスに疑義がある読者のために少し補足しておく。このケースでは，患者自身がより正確なEBV-IMの確定診断を望んだため，（当科では通常は行わないが）ペア血清を確認した。
- その結果，表5のように1カ月後のVCA-IgG抗体が有意に上昇していた。紹介受診してきた7月10日頃がEBV感染の急性期であったことが示唆される。なお，経過としては7月14日の再診日以降徐々に改善し，1週後にはほぼ症状がなくなった。

表5 1カ月後のウイルス抗体の推移

	7月10日	8月10日（1カ月後）
EBNA抗体	＜10倍	＜10倍
EBV VCA-IgG抗体	40倍	640倍〔＜10倍〕
EBV VCA-IgM抗体	10倍	160倍〔＜10倍〕

〔　〕内は基準値
赤字は基準より高値

Tips ▶ 本例では症状の軽快が良好であったが，EBV-IMは時に肝炎の遷延あるいは症状（発熱や倦怠感など）の遷延がみられ，診断よりこれらが問題になることも多い。しかし，（ウイルス抑制のための）抗ウイルス治療・（対症療法としての）ステロイド治療はともにまだ確立されておらず，どちらも「行う根拠はない」というのが現時点でのエビデンスである[1,2]。

- ここで第1章のおさらいをする（表6）。

表6 第1章3の表1（13頁）よりCase4の該当部分を抜粋したもの

	EBV	CMV
病歴	ー	ー
年齢	15～25歳が多い	20～30歳代が多い
白血球数	増加する	ー
リンパ球数	↑↑	↑
次に行うべき検査	EBNA抗体 VCA-IgM抗体	CMV-IgM抗体 CMV-IgG抗体

> EBV初感染に伴う伝染性単核球症（EBV-IM）は，中等度以上の肝炎をほぼ必発とし，末梢血ではリンパ球数著増に伴って異型リンパ球が多数出現してトータルでは白血球総数が上昇する。このパターンをみたらEBV-IMを疑う。

- 本例は，7月10日の時点ではおさらいしたようなEBV-IMとしての典型的な血液データがそろっていたが（表2），7月6日の初診時には肝障害もなく白血球上昇もみられなかった（表1）。EBV-IMの初期は，症状の発症様式が鈍くはっきりしていなくても，血液検査異常はこのように比較的一気に完成することがある。

症例の掘り下げ―経過の振り返り

- 本例は，振り返ってみれば典型的なEBV-IMであった。ただ，少し異例だったこととして，①有症状となってからすぐ血液検査が行われていたこと，②結果的にその日から診断までに4日ごと計3回の血液検査が実施されたため，症状と血液データのマッチングが詳細に行えたこと（しかも1週後にフォローの血液検査も実施できている），さらには③既に提示したように，ペア血清による特異IgGの上昇を確認できており臨床診断のみでの診断ではないこと，などが挙げられる。よって症例の分析に適している（決してここまでの血液検査を推奨しているわけではない）。
- 本例の経過を分析するため図1を示す。以下，図1を見ながら読んで頂きたい。

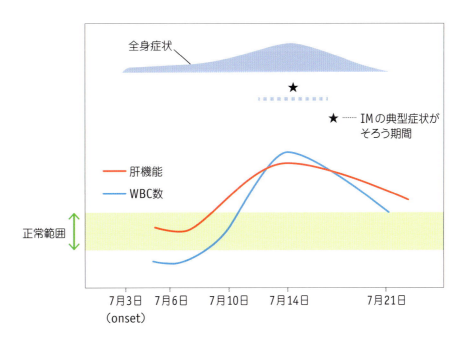

図1　本例における経過

ウイルスの侵入と潜伏〜7月3日発症

- EBVの潜伏期間は4〜6週とされる[3]が，比較的この期間が長いため患者に1〜2カ月前のことを問診しても特に"心当たり"がないことが多い。
- 昔と違い若年者もコミュニティを広げ，活動の量も多く行動の内容も多様である現代では，"どういうことをしていたから感染した"ということがあまり意味をなさない。EBVのようなありふれたウイルスについて"どのように侵入したか"の経緯確認は不要であり，むしろ侵入経路を特定するプロセスで患者のプライバシーに踏み込むことは医師-患者関係の点からみても好ましくない。

7月6日近医初診

- 本例ではおそらく4〜6週の潜時を経て，7月3日頃有症化したようである。よほどつらかったのか，その3日後に患者は医療機関を受診している。生来健康の若年者で全身状態もよく，しかもわずか3日目という状況では，ひとまず対症療法で様子をみるのが妥当であるが，その医療機関では血液検査が実施され，その結果が**表1**である。
- 興味深いのは，後に異常高値に転ずる白血球数と肝酵素がこの時点ではまだ上昇していない点である。白血球に関してはむしろ正常より低い。もしかしたらIM発症のごく初期には血球産生は抑制されているのかもしれない。実際，血小板も低値であった。
- 「若年＋発熱＋頸部リンパ節腫脹＋白血球数低下＋肝炎なし」の組み合わせなら，IMよりもむしろ菊池病を疑う病像である。この時点では「経過をみる」ことが重要である。

7月10日当院での診察開始

- 発症から1週間経ったこの時点でもまだ，後に高値に転ずる白血球数が正常域にある。しかしこれはみかけの正常で，増加の加速度としては経過中一番大きいかもしれない（実際，リンパ球分画は上昇している）。IMのhallmarkの1つである肝炎は，この時点でようやく認められている（**表2**）。というより，わずか中3日で非常に急速な上昇をみせており，IMにおける肝炎は発症5日前後で変曲点を迎え，急峻な悪化に転ずることがうかがえる。
- 身体所見では，後頸部リンパ節の腫大がみられない，脾腫がみられないなどIMとしての病像はまだ完成していない。

7月14日伝染性単核球症という症候群の完成〜症状の極期

- この再診日には，後頸部の腫大リンパ節を確認でき，また肝脾腫を示唆する身体所見を得ている。また，肝炎が比較的顕著となり極期を迎え，白血球総数も明らかな上昇をみている。症状，所見（身体診察，データ）ともにIMとして一致し，臨床的に十分診断可能なフェーズに入っている。

- 図1の★は，はっきりとIMと臨床診断ができる時期（範囲）として示した。もちろんウイルス抗体価をみれば，この時期でなくとも診断はできる。
- この発症7～14日あたりは，もし確定診断がつかないでいると患者の不安や苛立ちが生じやすい時期でもある。したがって患者には，「IMである」こと，「対症療法で治療するしかないが，良性の経過をたどりやすい疾患である」ことを説明するだけで，患者の不安が緩和される。
- 血球貪食症候群となって悪性化しなければ，生死に関係しない良性の疾患であるので，プライマリケアや一般内科初診外来などで可能な限り時機を逸することなく，診断・説明につなげたい病態である。

症状が落ち着きつつある7月21日～終診

- 7月21日も症状や身体所見，血液検査を確認できた。7月17日（発症から約2週）には少々の倦怠感と悪心程度で，発熱もなくおおむね元気であると言う。
- 身体診察では，頸部リンパ節腫脹を認めるものの縮小し，また個数も減って1～2個，10mm大程度であった。ただし脾腫は認めた。
- 当初よりスポーツ（フットサル）を控えるよう患者に伝えていたが，（症状が軽快したこの時期でも）引き続き控えるよう指導した。脾臓損傷を防ぐためであるが，本例では発症して1週ではまだ顕性の脾腫は認めない。しかしその後脾腫を指摘され，やがて1週ほどたち症状が消失しかけている時期でもまだ脾腫を認めている。運動再開のアドバイスは，症状をベースに決めないほうがよい。
- この時点での再診の考え方であるが，当院当科（NCGM-GIM）では血液データの正常化までは見届けない。この7月21日時点での血液データを**表7**に示しておく。ピークアウトを認めているのでフォローは終了してよいと判断した。

表7 当院再診時（7月21日）の血液検査結果

AST（U/L）	76〔13～30〕	WBC（/μL）	10,990〔3,300～8,600〕	
ALT（U/L）	176〔10～42〕	Hb（g/dL）	12.8	
LDH（U/L）	508〔124～222〕	Plt（×10⁴/μL）	17.1	
ALP（U/L）	534〔106～322〕	血液像（視算血像）	Seg（%）	13
γ-GTP（U/L）	156〔13～64〕		Band（%）	0
BUN（mg/dL）	9.8		Lymph（%）	66
Cre（mg/dL）	0.89		Mono（%）	8
CRP（mg/dL）	0.17		Eosino（%）	0
			Baso（%）	0
			Aty-Lymph（%）	13

〔　〕内は基準値
赤字は基準より高値

■ 当科では，EBV-IMの臨床症状はALPの趨勢に一致すると考えている。ALPがピークアウトしていたら，その後は改善の方向に向かうとみなす。逆に，まだALPが上昇の一途だった場合は，慎重に経過をみるか，まだ悪化しうることを患者に伝えるようにしている。本例もその方針に基づいている。

POINT

▶ EBVによる伝染性単核球症のごく初期（発症数日）では，血液検査を行ってもまだ肝炎が顕性とならず，発熱やリンパ節腫脹などの所見から「菊池病」と病像が類似しうる。症状発現後数日では診断を下さずフォローすることが重要である。
▶ 本例では，有症化して5日前後で急速に肝炎データが顕在化した。わずか数日の間に肝機能障害が悪化することが伝染性単核球症の特徴であるのかもしれない。
▶ 発症1～2週で伝染性単核球症としての病像が完成し，臨床診断が可能になる。
▶ 脾腫の改善は，臨床症状の改善に遅れる。
▶ ALP値は症状や病勢をみるのに適している。

文 献
1) De Paor M, et al：Cochrane Database Syst Rev. 2016；12：CD011487.
2) Rezk E, et al：Cochrane Database Syst Rev. 2015；11：CD004402.
3) Dunmire SK, et al：Curr Top Microbiol Immunol. 2015；390(Pt 1)：211-40.

――――― 國松淳和

Case 5 34歳, 男性 ——発熱＋皮疹

1 症例提示

エピソード①——7月4日当科外来初診

【主訴】発熱, 頭痛, 皮疹。

【現病歴】7月3日昼から悪心が出現, 夜から37.5℃の発熱, 頭痛, 下痢が出現したため他院救急外来を受診した。急性腸炎の診断で整腸薬とレボフロキサシンを処方された。7月4日朝に悪心や下痢は改善したが, 熱が38.1℃に上がり, 頭痛が増悪した。咽頭痛・咳嗽も認め, 体幹・両上肢に皮疹が出現していることに気づいたため当科外来を受診した。

【既往歴】1歳時に麻疹・風疹に罹患した（母子手帳での確認はできていない）。

【予防接種歴】麻疹・風疹のワクチンは接種していない。

【社会歴・生活歴】会社員。半年前にハワイ旅行。

【アレルギー歴】なし。

【シックコンタクト】この1～2週間で職場に感冒様症状を呈している人が複数いた。小児と接触する機会はなかった。

【現症】全身状態はぐったりした様子。体温37.8℃, 血圧118/62mmHg, 心拍数92回/分, SpO_2 99% (room air)。

【身体所見】
頭頸部：両側眼球結膜充血あり, 口腔内の粘膜疹なし, 顎下部・耳介後部・後頸部に圧痛を伴うリンパ節を複数触知する。

皮膚：顔面・頸部・体幹・四肢に紅斑を認める。顔面の紅斑は淡く, 胸腹部は色調がはっきりとして境界明瞭, 背部は癒合している, 四肢は径2～3mm大の紅色丘疹を認める（図1～3）。

【血液・髄液検査】結果を表1に示す。

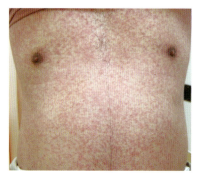
図1　胸腹部の皮疹

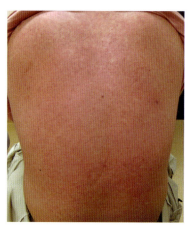
図2　背部の皮疹

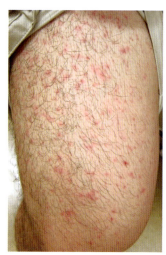
図3　下肢の皮疹

表1　初診時（7月4日）の血液・髄液検査結果

AST (U/L)	74 〔13〜30〕	WBC (/μL)		6,930
ALT (U/L)	107 〔10〜42〕	Hb (g/dL)		15.2
LDH (U/L)	304 〔124〜222〕	Plt (×10⁴/μL)		18.2
ALP (U/L)	211	血液像 （視算血像）	Neutro (%)	60.2
γ-GTP (U/L)	35		Lymph (%)	29.2
BUN (mg/dL)	18.2		Eosino (%)	2.3
Cre (mg/dL)	0.98		Aty-Lymph (%)	1.0
CRP (mg/dL)	0.67 〔0〜0.3〕	髄液検査	細胞数 (/μL)	2
			蛋白 (mg/dL)	37
			糖 (mg/dL)	68
			血糖 (mg/dL)	110

〔　〕内は基準値
赤字は基準より高値

アセスメント

- 多彩な症状を呈しており，何らかのウイルス感染症と考える．頭痛でつらそうな様子であったため髄液検査を施行したが，髄膜炎は否定的な所見である．
- 本人は顔面にも紅斑が出現していることに気づいておらず，皮疹がどの部位から出現しはじめたか正確にはわからなかった．
- 麻疹・風疹の罹患歴があるがワクチン接種歴はないことから，修飾麻疹，風疹を考えた．
- ほかにレボフロキサシンによる薬疹，性交渉歴は未聴取であるが急性HIV感染も鑑別に挙げた．
- EBVやCMVによる伝染性単核球症では皮疹を主訴とすることが稀ではあるが，軽度の肝炎を呈しており白血球増多がない点からCMV初感染は鑑別に残した．

- ヒトパルボウイルスB19感染症については，りんご病の小児との接触がなく，職業上もそのリスクが低いこと，関節症状を伴っていないことから否定的と考えた。
- 麻疹，風疹，CMVの血清IgMおよびIgG抗体とHIV抗体を提出し，麻疹の臨床診断例（発熱，皮疹，カタル症状あり）として，保健所に麻疹発生届を提出し，解熱後3日間経過するまで自宅安静を指示した。
- 風疹を想定し周囲に妊婦がいないことも確認した。
- レボフロキサシンの内服は中止し，対症療法とした。

エピソード②──7月5日予約外受診

- 7月4日受診後，帰宅してからも全身倦怠感が継続し，食事摂取困難となったため再度当科を受診した（前回受診から約24時間後）。

【現症】全身状態はぐったりした様子。体温37.5℃，血圧109/60mmHg，心拍数102回/分，SpO_2 99%（room air）。

【身体所見】
頭頸部：両側眼球結膜充血はあるが昨日より消退傾向，口腔内の粘膜疹なし，顎下部・耳介後部・後頸部に圧痛を伴うリンパ節を複数触知する。

皮膚：顔面の紅斑は消失，体幹の紅斑も淡くなっており，四肢末梢により強く認める（図4, 5）

【血液検査】結果を表2に示す。

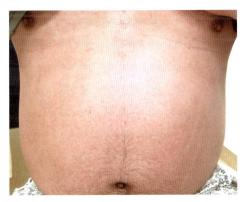

図4　腹部の淡い紅斑

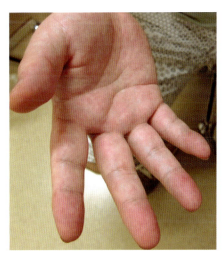

図5　手掌の紅斑

表2 再診時（7月5日）の血液検査結果

項目	値	項目	値
AST (U/L)	52 [13〜30]	WBC (/μL)	6,090
ALT (U/L)	89 [10〜42]	Hb (g/dL)	16.1
LDH (U/L)	382 [124〜222]	Plt (×10⁴/μL)	18.0
ALP (U/L)	220		
γ-GTP (U/L)	31		
BUN (mg/dL)	24.7 [6.0〜20.0]		
Cre (mg/dL)	1.13 [0.61〜1.04]		
CRP (mg/dL)	0.94 [0〜0.3]		

血液像（視算血像）		
Neutro (%)	59.8
Lymph (%)	30.1
Eosino (%)	1.8
Aty-Lymph (%)	2.0

HIV抗体は陰性。
〔　〕内は基準値
赤字は基準より高値

アセスメント

- 顔面・体幹の紅斑が消退傾向となっており，経過としては薬疹ではなく，やはり修飾麻疹，風疹が考えられた。
- 急性HIV感染症は抗体検査の結果から可能性が低いと思われ，また肝炎所見も速やかに改善傾向を示していることからCMV感染症も考えにくかった。
- 経口摂取不良で血液検査では脱水の所見も認めるため，入院・陰圧個室隔離とした。

入院後の経過

- 補液・アセトアミノフェンの頓用を行い，7月6日には解熱，咽頭痛も改善傾向となった。
- 7月7日，保健所より麻疹PCR陰性の連絡あり。
- 7月8日には四肢末端の皮疹もほぼ消退，経口摂取も良好であることから退院とした。

退院後の経過

- 7月4日の抗体検査の結果（下記）が判明した（いずれもEIA法）。
  麻疹IgM抗体 0.78（−），IgG抗体 26.8（＋）
  風疹IgM抗体 0.2（−），IgG抗体 0.28（−）
  CMV-IgM抗体 0.27（−），CMV-IgG抗体 31.2（＋）
- 風疹IgM抗体は陰性であったが，皮疹出現後すぐの検査であり偽陰性の可能性があること，麻疹PCR陰性であったことから風疹と考えられたが，確定診断のためにペア血清を採取することとした。CMVは既感染であり否定された。
- 7月18日に再診してもらい，ペア血清を採取。風疹IgG抗体の陽転化を認め，風疹と診断した。麻疹IgM抗体も陽転化していたが，IgG抗体価が横ばいであることから偽陽性と判断した（表3）。

- なお，職場で感冒様症状を呈していた人は風疹と診断されていたこと，本人の母子手帳を確認したところ風疹罹患歴はなかったことが判明した。

表3　抗体検査結果の推移

	7月4日	7月18日
風疹IgM抗体	0.2（−）	8.79（+）
風疹IgG抗体	0.28（−）	26.5（+）
麻疹IgM抗体	0.78（−）	1.74（+）
麻疹IgG抗体	26.8（+）	24.5（+）

最終診断　風疹

2　考察

- 発熱・皮疹をきたす疾患は感染症（ウイルス，細菌，リケッチア），薬疹，自己免疫疾患（SLE，血管炎，成人スティル病），悪性リンパ腫など多岐にわたる。
- 本例は発症時から多彩な症状を呈しており，何らかのウイルス感染を想定することに異論はないであろう。そこから鑑別を絞る上で，皮疹の「見た目」として，たとえば紅斑なのか，紫斑なのか，水疱なのかは重要な情報である。しかしそれより詳しい皮疹の形態・性状，たとえば紅斑の大きさや癒合傾向にあるかどうかを基に考えようとしても，典型的なもの（例：ライム病の遊走性紅斑）を除けば，熟練した皮膚科医でない限りうまくいかないことが多い。
- シックコンタクト，家庭・職場内での流行状況，ワクチン接種歴，既往歴，海外渡航歴，薬歴，皮疹の出かた・経過，頸部リンパ節腫脹や関節痛の有無などを必ず確認し，総合的に判断する。
- 性交渉歴，動物接触歴，農作業やアウトドア活動，刺し口（痂皮）の有無についても確認できるとなおよい。
- ただし，ワクチン接種歴，既往歴については患者の記憶があいまいなことも多いので，母子手帳で確認できない場合はその疾患の可能性を残しておく必要がある。
- 上記の情報を集めた上で，たとえ受診時に麻疹や風疹が流行していなくても，発熱・皮疹を呈していればそのどちらかをまず疑う。
- 本例では，当初は麻疹・風疹ともに罹患歴があり，ワクチン接種歴がないとのことだったので，発熱・皮疹・「後ろの領域」に優位な頸部リンパ節腫脹と，風疹の三徴を呈してはいたが，風疹よりも修飾麻疹ではないかと考えていた。
- 他の鑑別として，急性HIV感染症は特に青壮年期の男性であれば一度は疑う。しか

し初診時に性交渉歴を問うても必ずしも正確に答えてくれるわけではない。そういった場合,「原因のはっきりしない熱と皮疹がHIV感染の最初の症状であることもあるので調べてみませんか」と提案し,同意が得られたらHIV抗体スクリーニング検査を提出する。

- ルーチンで行う血液検査(血算・生化学)は,一部例外はあるもののウイルス感染ではどれも似通った所見を示すため,検査によって鑑別が大きく変わるわけではない。だが,白血球減少・血小板減少・肝障害といったウイルス感染"らしさ"を確かめるために行ったほうがよい。
- 風疹と麻疹の比較は2章で述べた通りだが,風疹と修飾麻疹に関しては症状から両者を鑑別することは難しい。
- 麻疹ワクチン接種歴のある修飾麻疹74例を検討した報告[1]では,以下のような臨床像が述べられている。発熱と皮疹の持続期間が風疹と似ていることがわかる。
  - 発熱は96%に認め,平均持続期間は4.4±1.5日間
  - 皮疹は77%に認め,平均持続期間は4.3±1.6日間
  - 咳嗽は74%,鼻汁は39%,結膜炎は4%に認められた
  - 64%が発熱→皮疹の順に認めたが,26%で発熱と皮疹が同時に認められた
  - Koplik斑を認めたのは1例のみ
- 2012～2013年の本邦での風疹流行時にも,当初麻疹疑いとされた例が多数ある一方で,風疹の臨床診断後に修飾麻疹であったことが判明した例も報告されている[2]。
- このため,最初はより伝染力の強い麻疹として対応しておく。すなわち空気感染対策と保健所への届け出を行う。そして血清学的検査をもとに最終診断をする。風疹と修飾麻疹はそれぞれ表4のような結果を示す。

表4 風疹と修飾麻疹の血清抗体価検査結果とその特徴

		初回検査時	再検査時
風疹	IgM抗体	−～+	+
	IgG抗体	−	+
修飾麻疹	IgM抗体	−～+	+
	IgG抗体	+	++

※再検は通常2週間後に行う。

- 風疹,修飾麻疹ともに,初回は検査のタイミングによってIgM陰性になることがある。
- 風疹は初回検査で麻疹IgM偽陽性となることがある。
- 修飾麻疹は初回検査時からIgG陽性,再検査時はIgG抗体価が上昇する。

- なお，症例提示では，診察前の時点における感染対策について記載していないが，問診の段階で発熱・皮疹を呈している患者であり，ウイルス性発疹症の可能性があることがわかったら，ひとまず個室隔離を行う。

POINT

- ▶ 皮疹の形態や性状だけにこだわらず，問診・他の身体所見・血液検査所見を総合して鑑別疾患を絞る。
- ▶ 麻疹・風疹の診断はまず疑ってみることから始まる。
- ▶ 発熱・皮疹の患者が受診したら感染対策を忘れないようにする。

文 献

1) Choe YJ, et al : Jpn J Infect Dis. 2012 ; 65(5) : 371-5.
2) 倉田貴子, 他 : IASR. 2013 ; 34(11) : 347-8.

———金久恵理子

Case 6　33歳，男性
—— 発熱＋関節痛

1　症例提示

▌エピソード①——6月12日救急外来受診

【主訴】発熱。

【現病歴】6月5日の夜から全身倦怠感があったが他に症状はなかった。6月6日から38℃台の発熱を認め，強い悪寒と倦怠感を伴っていた。近医を受診しアセトアミノフェンを服用するも，解熱が得られにくかった。改善しないため6月12日に当院救急外来を受診した。

【社会歴】学校教師。

【シックコンタクト】職場で"かぜ"を引いている子どもと接触あり。

【現症】体温38.0℃，血圧104/69mmHg，心拍数87回/分，SpO₂ 97%。

【身体所見】結膜充血なし，リンパ節腫大なし，頸部の圧痛なし，皮疹なし。四肢に浮腫および皮疹なし。体幹にも皮疹なし。その他，特記すべき異常を認めない。

【血液検査】結果を表1に示す。

表1　救急外来受診時（6月12日）の血液検査結果

項目	値	項目	値
AST (U/L)	23	WBC (/μL)	3,220 〔3,500〜8,500〕
ALT (U/L)	19	Hb (g/dL)	14.4
LDH (U/L)	231 〔119〜229〕	MCV (fL)	87.6
ALP (U/L)	226	MCH (pg)	30.8
γ-GTP (U/L)	16	Plt (×10⁴/μL)	12.7 〔15〜35〕
CK (U/L)	173	血液像（自動）Neutro (%)	59.6
BUN (mg/dL)	18.6	血液像（自動）Lymph (%)	22.0
Cre (mg/dL)	0.98	血液像（自動）Mono (%)	13.4
CRP (mg/dL)	1.05 〔0〜0.3〕	血液像（自動）Eosino (%)	4.7
		血液像（自動）Baso (%)	0.3

〔　〕内は基準値
赤字は基準より高値，
青字は基準より低値

【検尿（定性）】比重1.024，蛋白（－），潜血（－），白血球反応（－）。
【胸部X線検査所見】正常。
【インフルエンザ迅速検査】陰性。
【腹部超音波検査】正常。

アセスメント

- 発熱・倦怠感以外の症状に乏しい。局在する感染徴候がない。ウイルス感染症と思われるが，1週近く同様の症状が遷延しつつある。診断名のあたりがつけられない状況。全身状態は良好であり，引き続き対症療法を実施して有事再診とした。

エピソード②──6月16日総合内科外来受診

【主訴】関節痛，下腿の点状出血。
【現病歴】前回受診（6月12日）以降，熱は少しずつ軽快していて6月15日まであった苦痛はなくなった。ただし，ここ数日下肢の違和感と，膝や肩の関節痛がみられはじめ，下腿に散在する点状出血に気づいた。看護師をしている妻が口腔内をみたところ，頬粘膜と舌にも点状出血がみられたという。前回受診で診断が判然としなかったこと，血液検査で血小板が少し下がっていたため，血液の病気などが心配になって精査希望で受診した。
【現症】体温36.8℃，その他のバイタルは正常。
【身体所見】頸部に2，3個の小リンパ節腫大あり，圧痛なし。顔面・頸部に皮疹なし。口腔内の点状出血は明らかではない。四肢に浮腫なし。上下肢に淡いレース状の網状紅斑を比較的びまん性に認める。関節腫脹なし。膝・肩関節に圧痛は認めないが自動時に疼痛と若干の動作制限を認め，関節可動域はフルではない。圧迫で消退しない点状の紅斑が下腿にパラパラと散在している。体幹には明らかな皮疹なし。その他，特記すべき異常を認めない。

アセスメント

- 熱および倦怠感のフェーズを脱しつつあったときに生じた皮膚・関節症状。印象的であったのは，四肢の紅斑は本人や家族がそれに気づかない（初期対応した研修医も"ない"としていた）くらい淡い紅斑であった。明らかな頬部紅斑は認めなかったものの，成人にみられる伝染性紅斑（いわゆるりんご病）の臨床経過に合致すると判断。同疾患を疑い，ひとまず血液検査を実施することとした。検査結果を**表2**に示す。

表2 総合内科受診時（6月16日）の血液検査結果

項目	値	項目	値
AST (U/L)	25	WBC (/μL)	5,540
ALT (U/L)	21	Hb (g/dL)	13.8
LDH (U/L)	360〔119〜229〕	MCV (fL)	86.1
ALP (U/L)	233	MCH (pg)	30.0
γ-GTP (U/L)	17	Plt (×10⁴/μL)	14.9〔15〜35〕
CK (U/L)	93	網状赤血球 (%)	0.1〔0.1〜3.0〕
BUN (mg/dL)	14.1	血液像（視算血像） Seg (%)	46
Cre (mg/dL)	0.81	Band (%)	3
CRP (mg/dL)	0.51〔0〜0.3〕	Lymph (%)	30
C3 (mg/dL)	72.0〔65〜135〕	Mono (%)	4
C4 (mg/dL)	10.2〔13〜35〕	Eosino (%)	2
CH50 (U/mL)	10〔30〜45〕	Baso (%)	0
		Aty-Lymph (%)	15

〔 〕内は基準値
赤字は基準より高値，
青字は基準より低値

検査後アセスメントとその後の経過

- 血球減少の進行，炎症反応の低下傾向もあったが，異型リンパ球の出現・上昇（15％）と補体低下を認めた。やはり伝染性紅斑が疑わしいと思われた。
- 追加検査で，血清ヒトパルボウイルスB19 IgM抗体を測定したところ（自費），18.74（基準値0.80未満）と著明に上昇しており，臨床所見と併せヒトパルボウイルスB19感染症と診断した。関節痛にはNSAIDs処方とした。

最終診断 成人ヒトパルボウイルスB19感染症（伝染性紅斑）

2 考察

- 伝染性紅斑は，小児科医にとってはきわめてコモンな疾患である。地域での流行や，特有の皮膚症状などから的確に類推して，多くは臨床診断される。しかし，伝染性紅斑は小児だけが罹る病気ではない。しかも成人の伝染性紅斑は小児と病像が異なることも多い。特有の頬部紅斑が乏しい，あるいはそれを欠いたり，発熱の時期が乏しくむしろ罹病後半のフェーズ（後に述べる"the second phase"）に関節痛が主訴となって来院することもある。あるいは，血球減少が問題の主であることもあるし，1週以上経っても下がらない熱の精査を希望して来院することもある。

- ここで、成人ヒトパルボウイルスB19感染症の病像を知る上で有用な論文[1]があるので紹介する。この論文内では「症状が発現したとき」を起点にして、「関節痛・皮疹のどちらかが現れたとき」を境に、その前を"the first phase"、後を"the second phase"と定義し、分けて検討・議論している。
- 詳しくは原著を参照されたいが、30例の伝染性紅斑のうち、first phaseでの初診が8例で、second phaseでの初診が22例だった。なお、first phaseは平均5.5日でrangeは1〜12日だった。ここで印象的なのは、first phaseすなわちまだ皮疹もない段階の非特異的な全身症状で受診している例も一定数いるということである。
- 本例でも症状発現が6月5日で6月12日が初診であり、初診時に関節痛も皮疹もなかったことからfirst phaseでの受診だったことになる。ただ、同文献によればfirst phaseの症状は発熱、悪寒、頭痛、筋痛、倦怠感、消化器症状（下痢・悪心）など、実に非特異的な諸症状のみで構成され、このphaseでの受診では、シックコンタクトや流行状況などの情報なしにヒトパルボウイルスB19感染症の診断はできない。
- 一方、second phaseの諸症状は内容を加味すれば多彩かつ一部特異的である。関節痛、皮疹、浮腫、（このphaseでも）発熱などで構成される。**表3**は論文[1]から引用したものである。second phaseを特徴づける所見が頻度ごとに示されている。
- 表中に示していないが、関節痛は膝が多く、ついで手、足、手指、肩が続く。このさまが、関節リウマチやSLEにみえてしまうことは有名である（本書のところどころで触れている）。**表3**をみると、本例のように関節痛だけでなく、圧痛・腫脹を伴うことはさほど多くはないが、ある一定数は認められるようである。関節リウマチと紛らわしくなるのも頷ける。
- また本例ではみられなかったが、浮腫も4割にみられる頻度の高い症状である（**表3**）。

表3 second phaseの身体所見ごとの頻度

		観察された数	頻度（%）
関節炎	圧痛	7/19	36.8
	腫脹	3/19	15.8
皮疹	紅斑	20/23	87.0
	網状またはレース状皮疹	6/23	26.1
	点状出血	2/23	8.7
	瘙痒	3/23	13.0
	四肢にみられたもの	19/21	90.5
	体幹にみられたもの	7/21	33.3
	顔面にみられたもの	2/21	9.5
下肢*の浮腫		4/10	40.0

*下肢とは「足首〜大腿」までを言う。

（文献1より引用、筆者和訳）

- 皮疹は，本人も気づかないレベルに淡いことはよくある。圧迫して皮膚が白くなり，それによって薄い紅斑がもやーっと広がっていることがわかるといったこともある。四肢の淡い皮疹を見逃さないようにしたい。なお，この患者にみられた点状出血は頻度は低い（8.7％）ながら，ヒトパルボウイルスB19感染症にみられうる所見である（**表3**）。

POINT

▶ 伝染性紅斑では，とりわけ成人の場合，頬部・四肢・体幹の紅斑は本人や家人からみても淡いことがあり，「医師が取りにいく」所見である。

▶ 一般にはシックコンタクトの問診が重要である。地域での流行状況や季節（春〜夏に多い傾向，数年おきに流行）にも注目するとよい。

▶ 数日〜10日間ほどの発熱，倦怠感などの非特異的症状（おそらくこれがviremiaの時期）のあとに，関節痛や皮疹が入れ替わるように出現する。これを病型ととらえて問診・診察するとよい。

文献
1) Oiwa H, et al: Mod Rheumatol. 2011; 21(1): 24-31.

國松淳和

索引

欧文

A

ADEM (acute disseminated encephalomyelitis) *61*

AGEP (acute generalized exanthematous pustulosis) *72, 86*

AIDS指標疾患 *35, 36*

anicteric hepatitis *41*

B

B型肝炎ウイルス (HBV) *40*

B型肝炎ワクチン *40*

break bone disease *67*

C

CF法 (補体結合法) *32*

closed question *36*

CMV (cytomegalovirus) *13, 28, 112*

CMV再活性化 *31, 33*

CRS (congenital rubella syndrome) *55*

D

DIC (disseminated intravascular coagulation) *107, 128*

DIHS (drug-induced hypersensitivity syndrome) *84*

DRESS (Drug rash with eosinophilia and systemic symptoms) *83*

drug eruptions *72*

E

EBV (Epstein-Barr virus) *22*

EIA法 (酵素免疫抗体測定法) *32, 56*

H

Hecht's巨細胞性肺炎 *61*

HHV-6 *76, 84*

HI法 (赤血球凝集抑制法) *56*

HIV (human immunodeficiency virus) *34*

HIV関連腎症 *37*

HIVスクリーニング検査 *37, 38*

HLH (hemophagocytic lymphohistiocytosis) *12*

HPS (hemophagocytic syndrome) *12*

I

icteric hepatitis *41*

IM様症候群 (IM-like syndrome) *28*

K

Karp型 *107*

Kikuchi-Fujimoto disease *89*

kissing disease *23*

Koplik斑 *59, 62*

L

livedo (網状皮斑) パターン *76*

M

MIBE (measles inclusion body encephalitis) *61*

MRワクチン *52, 58*

MSM (men who have sex with men) *114*

N

NS1 (nonstructural protein 1) 抗原 *69*

P

PA法 (ゼラチン粒子凝集法) *63*

primary vaccine failure *60*

PT時間 *44*

R

RegiSCAR *85*

RT-PCR法 *37*

S

secondary vaccine failure *60*

serum sickness *42*

serum sickness-like syndrome *40*

Shimokoshi株 *107*

SJS/TEN (Stevens-Johnson syndrome and toxic epidermal necrolysis) *86*

SLE (systemic lupus erythematosus) *94*

SLICC (Systemic Lupus International Collaborating Clinics) *119*

Sneddon-Wilkinson病 *88*

SSPE (subacute sclerosing panencephalitis) *61*

SSSS (Staphylococcal scalded skin syndrome) *86*

T

T細胞性リンパ腫 *106*

target lesion *86*

Y

Yellow Book *68*

和文

あ
アセトアミノフェン　14, 44, 70
アンピシリン疹　25
亜急性壊死性リンパ節炎（subacute necrotizing lymphadenitis）　89
亜急性硬化性全脳炎（SSPE）　61
亜急性甲状腺炎　3
悪性リンパ腫　15, 91

い
インフルエンザ　4
　　——脳症　95
異型リンパ球　25
意識障害　7
医療機関での麻疹対応ガイドライン　64
一過性無形成発作　48
咽頭痛　3

う
ウィンドウ期　37
ウイルス血症期　48
ウイルス性疾患　5
ウェスタンブロット（WB）法　37

お
黄疸　41

か
γグロブリン製剤　60, 64
カタル期　59
カンピロバクター腸炎　7
可溶性IL-2受容体　91
海外渡航歴　64, 65
核酸アナログ製剤　44
肝機能障害　42, 110
肝酵素上昇　29
肝脾腫　24
関節リウマチ　49, 51
関節破壊　49
感染症法　70
　　——に基づく医師の届出のお願い　70
眼球結膜充血　54

き
キャリア　40
ギラン・バレー症候群　30, 96
菊池病　89, 116
急性ヒト免疫不全ウイルス（HIV）感染症　34
急性肝炎　41
急性肝炎重症型　44
急性散在性脳脊髄炎（ADEM）　61
急性白血病　98
急性汎発性発疹性膿疱症（AGEP）　86
急性副鼻腔炎　7
急速進行性糸球体腎炎　94
胸膜炎　98
菌血症　4, 114

く
クラミジア　13
空気感染　58

け
頸部リンパ節腫脹　53, 90
劇症肝炎　42, 44
血球貪食症候群（HPS）　12
血球貪食性リンパ組織球症（HLH）　12
血小板減少性紫斑病　55
血清病　42
血清補体　98
血栓症　31
結腸炎　30

こ
5類感染症　41, 46, 53, 58
抗$β_2$-GPI抗体　99
抗ds-DNA抗体　99
抗HBsヒト免疫グロブリン　45

抗HIV療法　*34, 38*
抗RNP抗体　*100*
抗Sm抗体　*99*
抗SS-A抗体　*100*
抗てんかん薬　*73, 84*
抗カルジオリピンIgG抗体　*99*
抗微生物薬適正使用の手引き　*5*
口腔カンジダ　*36*
口腔内潰瘍　*99*
厚生労働省検疫所（FORTH）　*64*
光線過敏症　*98*
後天性免疫不全症候群（AIDS）　*34*

さ
III型アレルギー　*41*
サイトメガロウイルス（CMV）　*13, 28, 112*

し
11月熱　*105*
シックコンタクト　*78*
市中肺炎　*3*
自己免疫疾患　*51, 95*
自己免疫性血小板減少症　*15*
自己免疫性水疱症　*86*
修飾麻疹　*60, 138*
重症薬疹　*83*
重篤副作用疾患別対応マニュアル　*87*
心筋炎　*30, 60*
心膜炎　*30, 97*
神経学的合併症　*36*
神経学的病変　*99*
蕁麻疹　*72, 73*

す
ステロイド外用薬　*19, 81*
水痘　*18, 20*

せ
セロコンバージョン　*42*
性感染症　*36, 40*

性的指向　*37*
成人スティル病　*91, 125*
生物学的偽陽性　*98*
赤芽球癆　*15, 48*
接触感染　*58*
先天性CMV感染症　*31*
先天性風疹症候群（CRS）　*55*
全身性エリテマトーデス（SLE）　*94*

そ
臓器障害　*67, 69, 84*

た
ターニケット試験（tourniquet test）　*67*
ダニの刺し口　*14, 106*
多形滲出性紅斑　*72, 80*
多剤併用療法　*34, 38*
胎児水腫　*48*

ち
チクングニア熱　*51, 68*
中耳炎　*61*
中毒疹　*18*
腸チフス　*69, 114*
蝶形紅斑　*95*

つ
ツツガムシ病　*102*
　　——の発生状況　*102*

て
デング熱　*65, 126*
　　——の流行がある地域　*66*
手足口病　*20*
典型薬疹　*79*
天疱瘡　*86*
伝染性紅斑　*19, 46, 146*
伝染性単核球症　*22, 112*

と
トキソプラズマ症　*24, 114*
トランスアミナーゼ　*42, 44*

突発性発疹　76
に
ニューモシスチス肺炎　36, 38
日本紅斑熱　107, 125
ね
ネッタイシマカ（*Aedes aegypti*）　51, 65
の
ノロウイルス感染症　8
脳炎　30, 55, 61
膿疱性乾癬　87
は
敗血症　9, 33, 80
梅毒　13, 36, 80
白苔　24, 36
橋本脳症　95
播種性血管内凝固症候群（DIC）　107, 128
斑状丘疹（maculopapular rash）　72, 84
ひ
B型肝炎ウイルス（HBV）　11, 40
ヒトスジシマカ（*Aedes albopictus*）　51, 65
ヒトパルボウイルスB19感染症　46, 146
脾腫　23, 30
脾破裂　27
非破壊性関節炎　99
飛沫感染　46, 53
ふ
風疹　52, 141
　　──と麻疹の比較　63
　　──予防接種制度　52, 56
へ
米国リウマチ学会　96, 118
ほ
発疹（exanthems）　73
ま
マラリア　114
麻疹　58
　　──の合併症　61
　　──封入体脳炎（MIBE）　61
　　──様発疹（morbilliform rash）　72
み
ミノサイクリン　107
む
無菌性髄膜炎　91, 107
め
免疫応答期　47, 49
免疫性血小板減少症　95
も
網状赤血球　49
や
薬剤性過敏症症候群（DIHS）　84
薬剤性肝障害　26, 130
薬疹　72, 79, 83
ゆ
癒合傾向　20, 77
よ
4類感染症　70
溶血性貧血　30, 94
溶連菌性咽頭炎　24
ら
ラミブジン　44
り
りんご病　19, 46
リウマトイド因子　30, 49
リンパ腫　85, 106, 116
淋菌　13
る
ループスアンチコアグラント　99
ループス肺臓炎　98
れ
レプトスピラ症　69, 114
わ
ワクチン摂取歴　18, 49, 62

次号予告

jmedmook 55
2018年4月25日発行！

かかりつけ医のための「攻める」認知症ガイド
臨床現場で今すぐ使える！

編者　眞鍋雄太（神奈川歯科大学認知症・高齢者総合内科／藤田保健衛生大学救急総合内科）

CONTENTS

1章　認知症を"識る"
1. とんでもない時代がやってきた！──日本の現状と世界
2. 認知症とは？
3. 認知症の中核症状
4. 認知症に伴う行動異常と精神症状
5. 認知症を診断するために必要な問診・診察手技・検査
6. 認知症を診断するための神経心理学検査──総論
7. 認知症を診断するための神経心理検査──外来で使える応用編
8. 認知症を診断するためのMRI──疾患ごとの読影ポイント
9. 認知症を診断するためのSPECT/PET──疾患ごとの読影ポイント
10. 認知症を診断するためのバイオマーカー検査

2章　認知症を原因疾患別に"識る"
1. アルツハイマー病（アルツハイマー型認知症）
2. 脳血管障害（脳血管性認知症）
3. レビー小体病（パーキンソン病，レビー小体型認知症）
4. 前頭側頭葉変性症
5. その他のパーキンソニズムを伴う認知症
6. 正常圧水頭症
7. 嗜銀顆粒性認知症，辺縁系神経原線維変化性認知症
8. 糖尿病，肝性脳症，ビタミンB_{12}欠乏症，甲状腺機能低下症

3章　認知症の治療を症状別に"識る"
1. アセチルコリンエステラーゼ阻害薬──総論，使い分け，切り替え法
2. 非選択的NMDA受容体遮断薬（メマンチン）──総論，具体的な処方例
3. 抗パーキンソン病薬──L-dopa製剤を中心に，具体的な処方例
4. 抑肝散，抑肝散加陳皮半夏──総論，具体的な処方例
5. BPSDの治療──総論
6. 易怒，興奮，暴力行為の治療　アルツハイマー型認知症を中心に
7. 幻覚の治療──レビー小体型認知症を中心に
8. 妄想の治療──疾患による違いと成因背景，対応，具体的な処方例
9. 抑うつの治療──無為との違い，治療法，精神科へ紹介すべき症例
10. 睡眠障害の治療──具体的な薬剤選択
11. 意識明晰度の動揺（日中傾眠），せん妄の治療

4章　認知症の予防・介護・在宅医療・法律を"識る"
1. 軽度認知障害──定義，診断基準を中心に"予備軍"を理解する
2. サルコペニア，フレイル──認知症予防のための基礎知識
3. 健康生活──食事・飲酒・運動・睡眠から見る具体的な認知症予防
4. 口腔ケア──歯と歯周病からみる認知症予防
5. BPSDへの対応──具体的な対応・指導例
6. 認知症患者のリスクマネジメント──ケースでみる具体的な指導
7. 在宅介護のサポート体制──患者にあった介護環境，具体的な指導法
8. 介護保険──求められる主治医意見書，内容を具体的に教えます
9. 介護家族のメンタルケア──かかりつけ医にできること，すべきこと
10. 認知症に関わる遺伝要因──正しく質問に答えるためのHow to
11. 在宅医療──概要と連携の実際
12. 終末期対応──認知症患者のIVH，胃瘻，介護者への説明の仕方
13. 認知症医療と法律──運転免許証，成年後見制度

jmedmook
偶数月25日発行　B5判／約170頁

定価（本体**3,500円**+税）　送料実費

〔前金制年間（6冊）直送購読料金〕
21,000円+税　送料小社負担

編著

國松淳和（くにまつ じゅんわ）
国立国際医療研究センター病院 総合診療科

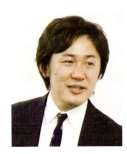

【プロフィール】
2003年日本医科大学卒業。同付属病院第2内科で初期研修後、05〜08年国立国際医療研究センター膠原病科、08年同センター国府台病院内科へ出向。リウマチ・膠原病診療をするとともに一般内科の指導医として内科診療科の立ち上げに関わり、11年より現職。全科がそろう大病院における総合内科診療を実践している。日本内科学会総合内科専門医、日本リウマチ学会リウマチ専門医。主な著書に『外来で診る不明熱—Dr.Kの発熱カレンダーでよくわかる不明熱のミカタ』(中山書店)，『Fever 発熱について我々が語るべき幾つかの事柄』(金原出版) など。

---

jmed mook 54
あなたも名医！
外来でよく診るかぜ以外のウイルス性疾患
自らウイルス性疾患の診療を実践するために

ISBN978-4-7849-6654-7 C3047 ¥3500E
本体3,500円＋税

2018年2月25日発行　通巻第54号

編集発行人　梅澤俊彦
発行所　　　日本医事新報社　www.jmedj.co.jp
　　　　　　〒101-8718　東京都千代田区神田駿河台2-9
　　　　　　電話 (販売) 03-3292-1555　(編集) 03-3292-1557
　　　　　　振替口座　00100-3-25171
印　刷　　　ラン印刷社

© Junwa Kunimatsu　2018 Printed in Japan
© 表紙デザイン使用部材：株式会社カワダ　diablock©KAWADA

・本書の複製権・翻訳権・上映権・譲渡権・公衆送信権（送信可能化権を含む）は(株)日本医事新報社が保有します。

 <(社)出版者著作権管理機構 委託出版物>

本書の無断複写は著作権法上での例外を除き禁じられています。複写される場合は，そのつど事前に，(社)出版者著作権管理機構(電話 03-3513-6969，FAX 03-3513-6979，e-mail:info@jcopy.or.jp)の許諾を得てください。

電子版のご利用方法

巻末の袋とじに記載されたシリアルナンバーで，本書の電子版を利用することができます。

手順①：日本医事新報社Webサイトにて会員登録（無料）をお願い致します。
（既に会員登録をしている方は手順②へ）

日本医事新報社Webサイトの「Web医事新報かんたん登録ガイド」でより詳細な手順をご覧頂けます。
www.jmedj.co.jp/files/news/20170221%20guide.pdf

手順②：登録後「マイページ」に移動してください。
www.jmedj.co.jp/mypage/

「マイページ」
↓
マイページ下部の「会員情報」をクリック

↓

「会員情報」ページ上部の「変更する」ボタンをクリック

↓

「会員情報変更」ページ下部の「会員限定コンテンツ」欄にシリアルナンバーを入力

↓

「確認画面へ」をクリック

「変更する」をクリック

会員登録（無料）の手順

1 日本医事新報社Webサイト（www.jmedj.co.jp）右上の「会員登録」をクリックしてください。

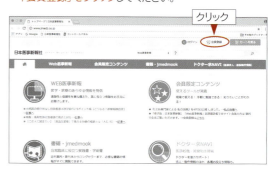

2 サイト利用規約をご確認の上（1）「同意する」にチェックを入れ，（2）「会員登録する」をクリックしてください。

3 （1）ご登録用のメールアドレスを入力し，（2）「送信」をクリックしてください。登録したメールアドレスに確認メールが届きます。

4 確認メールに示されたURL（Webサイトのアドレス）をクリックしてください。

5 会員本登録の画面が開きますので，新規の方は一番下の「会員登録」をクリックしてください。

6 会員情報入力の画面が開きますので，（1）必要事項を入力し（2）「（サイト利用規約に）同意する」にチェックを入れ，（3）「確認画面へ」をクリックしてください。

7 会員情報確認の画面で入力した情報に誤りがないかご確認の上，「登録する」をクリックしてください。